《四圣心源》研习录

主审 吴生安

主编 边江红 吴兆卿 吴兆知

编委 吴桐 吴恒 周泽先

全国百佳图书出版单位
中国中医药出版社
·北京·

图书在版编目（CIP）数据

《四圣心源》研习录 / 边江红，吴兆卿，吴兆知主编 . — 北京：中国中医药出版社，2023.5

ISBN 978-7-5132-8118-8

Ⅰ . ①四… Ⅱ . ①边… ②吴… ③吴… Ⅲ . ①中医典籍—中国—清代 ②《四圣心源》—研究 Ⅳ . ① R2-52

中国国家版本馆 CIP 数据核字（2023）第 060070 号

中国中医药出版社出版

北京经济技术开发区科创十三街 31 号院二区 8 号楼

邮政编码 100176

传真 010-64405721

保定市西城胶印有限公司印刷

各地新华书店经销

开本 880×1230 1/32 印张 4 彩插 0.5 字数 75 千字

2023 年 5 月第 1 版 2023 年 5 月第 1 次印刷

书号 ISBN 978 – 7 – 5132 – 8118 – 8

定价 39.80 元

网址 www.cptcm.com

服 务 热 线 010-64405510

购 书 热 线 010-89535836

维 权 打 假 010-64405753

微信服务号 **zgzyycbs**

微商城网址 **https://kdt.im/LIdUGr**

官 方 微 博 **http://e.weibo.com/cptcm**

天猫旗舰店网址 **https://zgzyycbs.tmall.com**

如有印装质量问题请与本社出版部联系（010-64405510）

青年时代的吴生安老师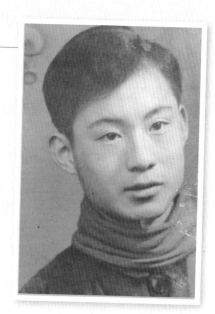

学生时代的吴生安老师

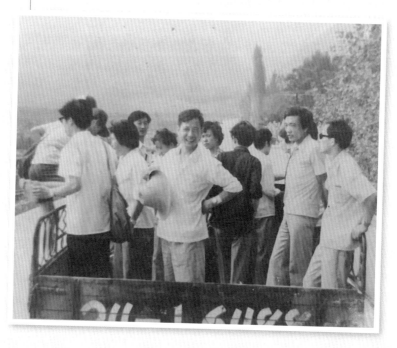

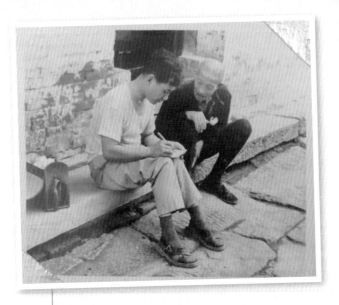

青年时代的吴生安老师在民间进行义诊

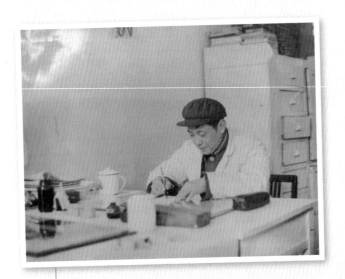

吴生安老师在诊室工作

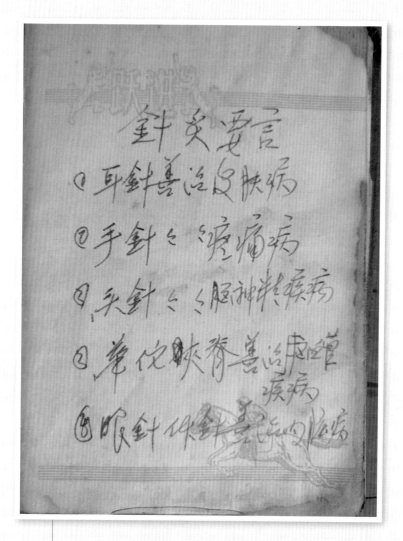

針灸要言

① 耳針善治皮膚病

② 手針 ˇ ˇ 痠痛病

③ 头針 ˇ ˇ 脑神经疾病

④ 华佗夹脊善治五脏疾病

⑤ 眼針体針善治内脏病

吴生安老师早年学习笔记

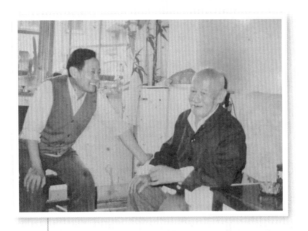

吴生安老师（左）与麻瑞亭老师交流

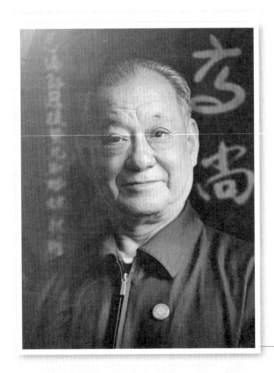

吴生安老师近照

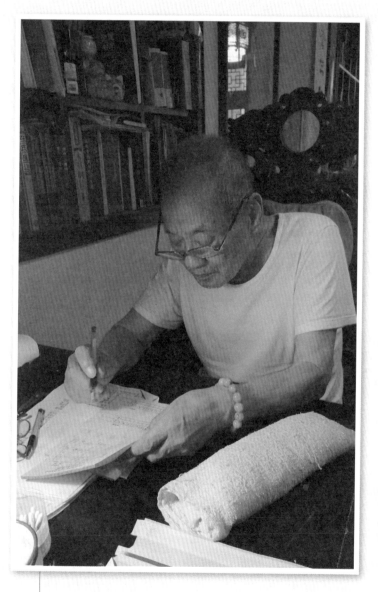

吴生安老师诊疗中

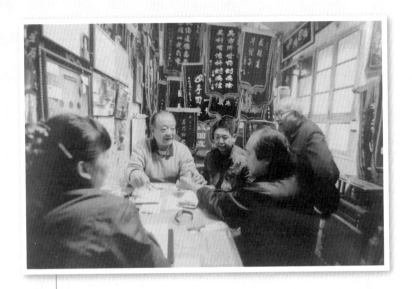

吴生安老师诊脉中

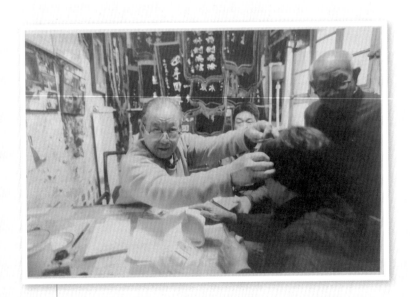

吴生安老师行针灸疗法

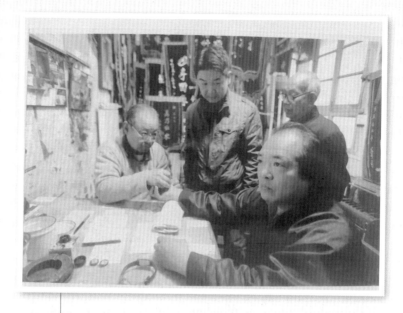

吴生安老师行针灸疗法

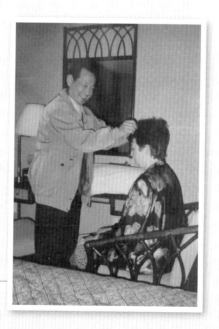

吴生安老师给外国患者针灸

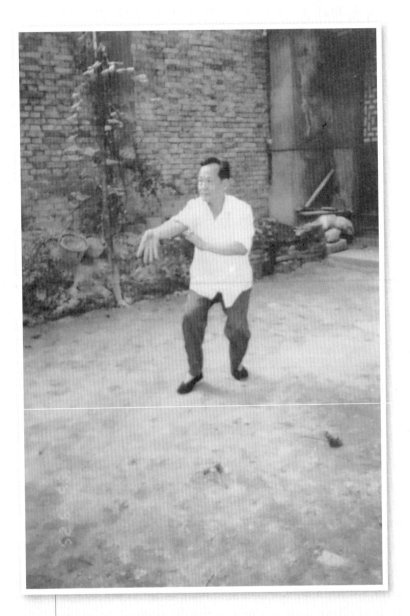

吴生安老师在家中练拳

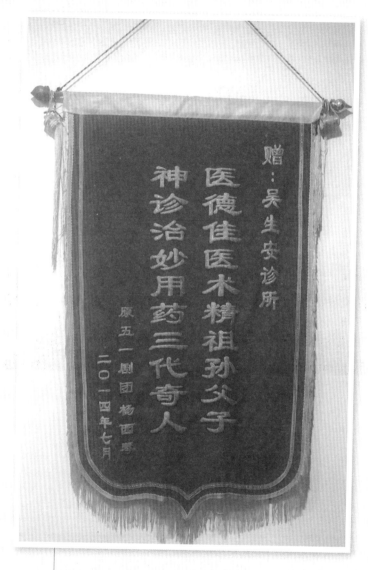

患者给吴生安老师赠送的锦旗

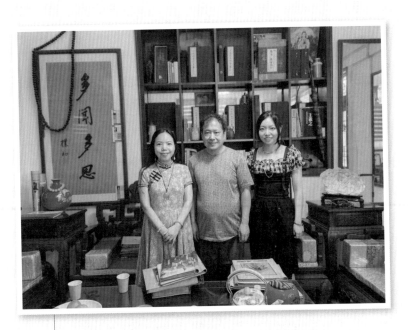

本书作者（从左至右）：边江红、吴兆知、周泽先

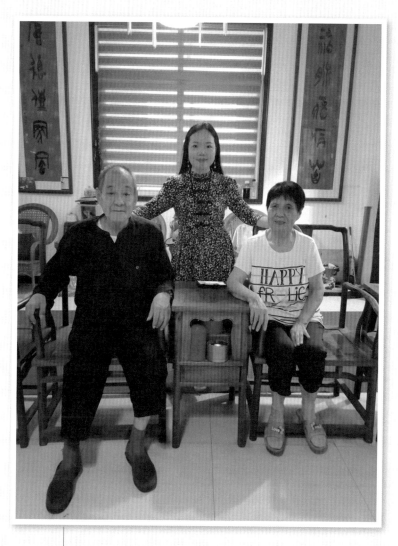

吴生安夫妇（前排）与作者边江红合影

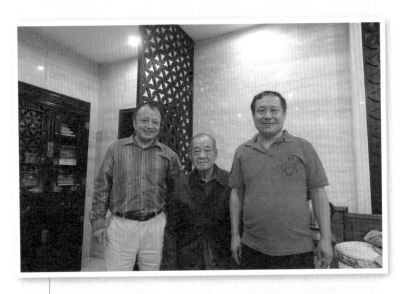

吴生安老师和长子吴兆卿（左）、次子吴兆知（右）在一起

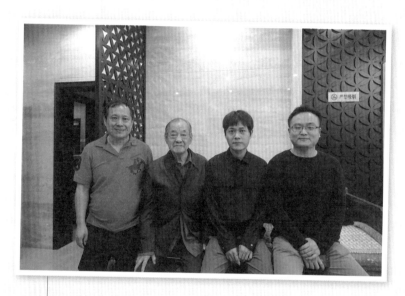

吴生安老师与次子吴兆知（左一），孙子吴桐（右二）、
吴恒（右一）在一起

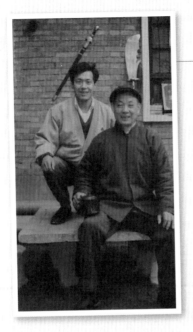

● 吴生安老师（右）和次子吴兆知在一起

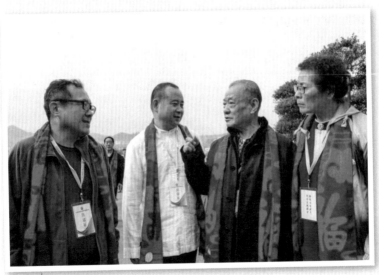

● 吴生安老师（右二）和学生在一起

大医隐于市——记吴生安先生

在西安市碑林区亘（gèn）垣（yuán）堡（bǔ），有一所不起眼的庭院，全国各地因为疾病困扰前来寻医问诊的人络绎不绝，原来这里住着清代御医黄元御第六代传人——名医吴生安先生。

1995年主任中医师吴生安在西安碑林区柏树林地区东仓门18号注册了吴生安中医诊所，负责开展中医内科诊疗服务。

吴生安医生师从名师麻瑞亭、李少亭、郑悟清，在长期的临床实践中积累了丰富的诊疗经验。尤其是在中医内科方面，他继承传统疗法，以"望、闻、问、切"为诊断手段，辨证论治，取得了一些良好的临床治疗效果。受太极拳理论的启发，通过大量临床积累，他对"因时、因地、因人"的三因治疗有了进一步发展和突破。他于2004年出版中医专著《汉方医学》，2016年赴纽约在联合国讲坛上做了主题演讲，为中医在国际上发扬光大做出了积极贡献。

　　笔者有幸在1995～1996年跟随吴生安医生出诊学习。其间，诊所门前经常是门庭若市，为挂上吴医生的号，有些患者经常凌晨四五点就来排队。前来就诊的人群所患疾病五花八门，有些患疑难杂病的患者多方求治无效，慕名远道而来。吴老师对每一位患者都耐心接诊，通常看完一百多号患者已是下午三点多。吴老师有一门绝学，就是"诊脉"，俗称"把脉"，属于中医的"切诊"。患者伸出双手，吴老师在"寸关尺"上搭脉，对患者的病情就十知八九，让患者心服口服，临床用药更是药到病除。在患者的口耳相传中，吴老师被冠以"东关名医"的称号。

　　吴老师对跟诊的学生进行谆谆教诲，对学生提出的问题进行深入浅出地解答。吴老师对黄元御的著作《四圣心源》融会贯通，让我有幸在二十多年前就接受了现在才火起来的"一气周流论"。"一气周流，土枢四象；左升右降，血为阴，血升化气，气为阳，气降化血；阳衰土湿，中气不运，湿热在肝胆，寒湿在脾胃"。在用方上我早早地接触了下气汤、达郁汤、桂枝姜苓汤等黄氏常用方。吴老师在用药上更是鬼斧神工，记得吴老师曾经说过："柴胡、桂枝、秦艽皆有升性，在处方上如何使用？郁而不升加柴胡，寒而不升加桂枝，热而不升加秦艽；白僵蚕有桑叶之性，桑叶走表，僵蚕入里等。"多年来，凡是从吴老师处学习的学生皆有所成，有些自立门户，设立诊所，也常常是患者满庭。

前段时间，我整理书籍，翻出1995年跟诊吴老师的学习笔记。尽管多次搬家，从西安到广州，再从广州的海珠区到荔湾区，这本笔记都一直被我用心保存，现在翻阅起来如获至宝，当年跟诊的情景历历在目。二十多年过去了，吴老师也从当年的意气风发进入耄耋之年，吴生安中医诊所也被吴老师的两位儿子——吴兆卿、吴兆知继续传承，吴老师的孙辈吴桐、吴恒也在医学院就读，立志把这门珍贵的国学、家学传承发扬。

作为吴老师的学生，我们有使命和担当把吴老师的学术思想发扬光大，让传统中医为更多的患者解除病痛，带来福音。

边江红

2023年1月9日

目 录

理论篇

为了方便读者阅读理解，本篇内容以问答的形式展开。

人物一：黄元御——黄老师。

人物二：吴生安（清代御医黄元御第六代传人）——吴老师。

人物三：学生。

一、阴阳五行

（一）阴阳相生

【《四圣心源·阴阳变化》原文】

阴阳未判，一气混茫。气含阴阳，则有清浊，清则浮升，浊则沉降，自然之性也。升则为阳，降则为阴，阴阳异位，两仪分焉。清浊之间，是谓中气，中气者，阴阳升降之枢轴，所谓土也。

枢轴运动，清气左旋，升而化火，浊气右转，降而化水。化火则热，化水则寒。方其半升，未成火也，名之曰木。木之气温，升而不已，积温成热，而化火矣。方其半降，未成水也，名之曰金。金之气凉，降而不已，积凉成寒，而化水矣。

水、火、金、木，是名四象。四象即阴阳之升降，阴阳即中气之浮沉。分而名之，则曰四象，合而言之，不过阴阳。分而言之，则曰阴阳，合而言之，不过中气所变化耳。

四象轮旋，一年而周。阳升于岁半之前，阴降于岁半之后。阳之半升则为春，全升则为夏；阴之半降则为秋，全降则为冬。春生夏长，木火之气也，故春温而夏热；秋收冬藏，金水之气也，故秋凉而冬寒。土无专位，寄旺于四季之月，各十八日，而其司令之时，则在六月之间。土合四象，是谓五行也。

【解析】

学生：《四圣心源·阴阳变化》中有这段话："阴阳未判，一气混茫。气含阴阳，则有清浊，清则浮升，浊则沉降，自然之性也。"吴老师您对这段话是否有通俗的理解？

吴老师：我举一个简单的例子。在我们西北老家，家家户户都有一口或者几口水窖。没办法，这里干旱少雨，又缺乏水资源，只能用水窖来蓄雨水，解决每天的生活用水问题。下大雨的时候，雨从天上还有水窖四周的地面都流向水窖。刚收集的雨水非常浑浊，这个浑浊可以理解为阴阳未分。过上三五天后，打开水窖，水清澈如镜，水虽然属阴，但也包含清阳，水变清的原因就是清则浮升，浊则沉降。这是自然界的属性，所以我们要善于观察，向自然取经学习。

学生：黄老师写的"枢轴运动，清气左旋，升而化火，浊气右转，降而化水"这句话就是您常说的"左升右降"，为什么不是"右升左降"？

吴老师：黄元御1753年撰写了《四圣心源》这本书，四圣指的就是黄帝、岐伯、秦越人、张仲景。黄老师视这四人为医中四圣。黄老师对《内经》《难经》《伤寒论》《金匮要略》都深有研究。回到你问的问题，在《素问·阴阳应象大论》有一句话"左右者，阴阳之道路也"，这句话的意思就是阴右行，阳左行，阳从左升，阴从右降，所以左右是阴阳的道路。

学生：水、火、金、木，是名四象，老师如何理解这个"象"字？

吴老师：《周易·系辞》有一句话："在天成象，在地成形，变化见矣。"什么叫"象"？"象"是近乎规律性的节物，当然是较无形的。凡是我们能见到、感觉到而不能捉摸或不能实际接触的事物就叫作"象"。后世"想象"一词便由此而来。"在地成形"，意思是在大地之上，成就了各种的"形"。"形"是指有形体、有实质，可以见到，甚至是触摸到、感觉到的事物。这些便是山川、草木，乃至万物。这句是说在大地，就形成了大地孕育出有具体形态的各种事物。

老子《道德经》第四十一章有一个词"大象无形"，回归到人体就是"气"。气是看不见摸不着的，但我们可以根据气的外在表现而感受到气的变化，这种能感受到的变化就称为"象"。当气处于上升阶段就有"木火之象"，如同自然界的春生夏长。当气处于下降阶段就有"金水之象"，就如一年的秋收冬藏。这一股气来源于何处？是源于脾胃运化的"水谷之气"，水谷之气又称中气。

（二）气血相依

【《四圣心源·气血原本》原文】

肝藏血，肺藏气，而气原于胃，血本于脾。盖脾土左旋，生发之令畅，故温暖而生乙木；胃土右转，收敛之政行，故清凉而化辛金。午半阴生，阴生则降，三阴右降，则为肺金。肺金即心火之清降者也，故肺气清凉而性收敛。子半阳生，阳生则升，三阳左升，则为肝木。肝木即肾水之温升者也，故肝血温暖而性生发。肾水温升而化木者，缘己土之左旋也，是以脾为生血之本。心火清降而化金者，缘戊土之右转也，是以胃为化气之原。

气统于肺，凡脏腑经络之气，皆肺气之所宣布也，其在脏腑则曰气，而在经络则为卫。血统于肝，凡脏腑经络之血，皆肝血之所流注也，其在脏腑则曰血，而在经络则为营。营卫者，经络之气血也。

【解析】

学生：吴老师，在"气血原本"这一章节里载："肝木即肾水之温升者也，故肝血温暖而性生发。肾水温升而化木者，缘己土之左旋也，是以脾为生血之本。心火清降而化金者，缘戊土之右转也，是以胃为化气之原。"这一段话如何理解？

吴老师：这段话我们要这样理解。首先脾为生血之本，胃为化气之原。脾主生血，肝主藏血，肾水温，肝木升，血随木升至心，心火随之降而化金，金性收敛，气所以右转下降归于胃。血气的左升右降，其实就是脾升胃降。《素问·经脉别论》里有一段话"饮入于胃，游溢精气，上输于脾，脾气散精，上归于肺"。这段话有两层含义：一是将其运化的水谷精微，向上转输至心、肺、头目，通过心肺的作用化生气血，以营养全身。二是维持腹腔的内脏位置相对固定。如脾气不升，甚或下陷可以导致泄泻或内脏下垂等病症。《黄帝内经》中说"受谷者浊"，胃主降浊，胃气和降才能全身舒畅。胃中初步消化的食糜，依靠胃气的作用而下降到肠道，这就是"胃主降浊"。胃主降浊，不仅包含饮食水谷在人体内的消化、吸收，还囊括代谢产物的排泄。不论是胃将食糜下传至小肠，还是小肠、大肠排泄食物残渣，都需要胃气的温煦和推动。如果胃气不降，胃主降浊的功能就会出现问题，可导致胃失和降或胃气上逆。胃失和降，通常使人出现腹胀、胃痛、胃胀、便秘等症；胃气上逆，可使人出现恶心、呕吐、呃逆、泛酸等症。

所以说人体的左升右降，落实到气血上是血升气降；落实到脏腑是脾升胃降，肝肾之气随脾左升，心肺之气随胃右降。

（三）卫气营血

【《四圣心源·卫气出入》原文】

卫气昼行阳经二十五周，夜行阴脏二十五周。

卫气之行也，常于平旦寅时，从足太阳之睛明始。睛明在目之内眦，足太阳之穴也。平旦阳气出于目，目张则气上行于头，循项，下足太阳，至小指之端。别入目内眦，下手太阳，至小指之端。别入目锐眦，下足少阳，至小指次指之端。上循手少阳之分侧，下至名指之端。别入耳前，下足阳明，至中指之端。别入耳下，下手阳明，至次指之端。其至于足也，入足心，出内踝，下入足少阴经。阴跷者，足少阴之别，属于目内眦。自阴跷而复合于目，交于足太阳之睛明，是谓一周。如此者二十五周，日入阳尽，而阴受气矣，于是内入于阴脏。

其入于阴也，常从足少阴之经而注于肾，肾注于心，心注于肺，肺注于肝，肝注于脾，脾复注于肾，是谓一周。如此者二十五周，平旦阴尽，而阳受气矣，于是外出于阳经。其出于阳也，常从肾至足少阴之经，而复合于目。

卫气入于阴则寐，出于阳则窹。一日百刻，周身五十，此卫气之度也。

《难经》营卫相随之义，言营行脉中，卫行脉外，相附而行，非谓其同行于一经也。

【解析】

学生：黄老师说的"卫气入于阴则寐，出于阳则寤"如何理解，在临床如何应用？

吴老师：卫气主要由脾胃运化的水谷精微所化生，是水谷之气中比较慓悍滑疾的部分。《素问·痹论》说："卫者，水谷之悍气也。"它的活动力很强，流动很迅速，不受脉管的约束，运行于脉外。卫气运行于皮肤、肌肉之间，能温养肌肉、皮肤；卫气熏于肓膜，散于胸膜，五脏六腑得到温养。卫气不但能温养内外一切脏器组织，而且具有滋养腠理、开阖汗孔、护卫肌表、防御外邪入侵的作用。《灵枢·本脏》认为："卫气者，所以温分肉，充皮肤，肥腠理，司开阖者也。"概括了卫气的主要功能。

卫气虽行于脉外，但仍然依傍着脉道而运行。其运行与昼夜变化及寤寐有关，白昼人寤，则行于阳；黑夜人寐，则行于阴。行于阳是行于体表手足三阳经脉，行于阴是行于内在五脏。卫气行于阴，是从足少阴经注于肾，而后至心、肺、肝、脾，复还于肾。

《灵枢·大惑论》说："夫卫气者，昼日常行于阳，夜行于阴。故阳气尽则卧,阴气尽则寤。"意为卫气日间行于阳分,夜间行于阴分。故卫气行尽阳分而入阴分时人就要睡眠,行尽阴分而入阳分人就从睡梦中醒寤。故《内经》是从卫气的循行来解释人的睡眠机制,日间卫气由里出表行于阳,故人觉醒;夜间卫气由表入里行于阴分,故人睡眠。

23:00~1:00是中国十二时辰中的子时。子午觉是指子时与午时都应该睡觉,子午觉的原则就是子时大睡,午时小憩。睡好子午觉,对人体健康来说是特别重要的。按照东方养生的观念,睡眠与醒寤是阴阳交替的结果。阴气盛则入眠,阳气旺则醒来,所以《黄帝内经》说:"阳气尽则卧,阴气尽则寐。"

(四)左升右降

【原文】

略。

【解析】

学生:吴老师,《四圣心源》一书多次提到"左升右降",您怎么理解这个问题?

吴老师:生命现象源于气机的出入升降运动。《素问·六微旨大论》有这样一句话:"出入废则神机化灭,升降息则气立孤危。故非出入,则无以生长壮老已;非升降,则无以生长化收藏。"升降是气机主要的运动形式之一,是人体内气之间的变化联系。升降相宜是维持人体内环境动态平衡的保证。五脏的气机以升降为主：心肺在上，在上者宜降；肝肾在下，在下者宜升；脾胃斡旋中焦，为升降之枢纽。

《素问·五运行大论》云"上者右行，下者左行"，即所谓左升右降：脾气左升，则肝肾随之上交；胃气右降，心肺随之下降。这是人体气机升降的总趋势。脾主运化，输布水谷精微上升；肾为水脏，主藏精，肾水一升，上济于心，方使心阳不亢；肝属风木，疏散条达，体阴而用阳。此三脏皆以升为用。

肺金主肃降，布散精微津液下行，以降为顺；心为火脏，主血脉，出神明，其位在上，心火下济于肾，而使肾水不寒，以降为主；胃主纳食，以降为和。五脏之中，心肾是气化升降的根本，脾胃居于中焦，为升降之枢纽，而肝肺具有辅佐升降的作用。

升降失常则病，所谓"清气在下，则生飧泄，浊气在上，则生䐜胀"（《素问·阴阳应象大论》），凡惊悸、吐衄、盗汗、遗精之病，皆金气不能降敛。淋癃、泄利、嗳腐、吞酸之病，皆木气不能生发。

在临床用药方面，砂仁味辛气香入脾胃，能和中调气，行郁消渴，降胃阴而下食，达脾阳而化谷，是调理脾胃和中的上品。

柴胡辛味主升入肝，黄芩苦味主降入肺经，而根据"左肝右肺"的原理，肝主升于左，肺主降于右，柴胡配黄芩，使机体气机左升右降，通畅无滞，肝郁得舒，条达复常。

黄元御治疗人体左路气积、气不能升的常用方：达郁汤（气积）。

桂枝三钱，鳖甲三钱（醋炙焦），研甘草二钱，茯苓三钱，干姜三钱，砂仁一钱。

治积在脐腹左胁者。

人体右路气滞、气不能降常用方：下气汤（气滞）。

甘草二钱，半夏三钱，五味一钱，茯苓三钱，杏仁三钱（炮去皮），尖贝母二钱（去心），芍药二钱，橘皮二钱。

治滞在胸膈右胁者。

（五）五行生克

【《四圣心源·五行生克》原文】

五行之理，有生有克。木生火，火生土，土生金，金生水，水生木。木克土，土克水，水克火，火克金，金克木。其相生相克，皆以气而不以质也，成质则不能生克矣。

盖天地之位，北寒南热，东温西凉。阳升于东，则温气成春，升于南，则热气成夏；阴降于西，则凉气成秋，降于北，则寒气成冬。春之温生夏之热，夏之热生秋之凉，秋之凉生冬之寒，冬之寒生春之温。土为四象之母，实生四象，曰火生土者，以其寄宫在六月火令之后，六月湿盛，湿为土气也。其实水火交蒸，乃生湿气。六月之时，火在土上，水在土下，寒热相逼，是以湿动。湿者，水火之中气。土寄位于西南，南热而西凉，故曰火生土，土生金也。

相克者，制其太过也。木性发散，敛之以金气，则木不过散；火性升炎，伏之以水气，则火不过炎；土性濡湿，疏之以木气，则土不过湿；金性收敛，温之以火气，则金不过收；水性降润，渗之以土气，则水不过润，皆气化自然之妙也。

【解析】

学生：吴老师，这一段中"土为四象之母，实生四象"如何理解？

吴老师：古人以五行配四季，缺一，所以想出长夏来弥补，于是春夏秋冬加上长夏就合乎五数。长夏，意即从夏天生长出来。夏为火，火生土，故长夏属土。长夏指春夏秋冬换季的最后18天，五季对应时间：春季2月13日至4月25日，夏季5月14日至7月28日，秋季8月16日至10月28日，冬季11月16日至次年1月25日，长夏1月26日至2月12日、4月26日至5月13日、7月29日至8月15日、10月29日至11月

15日。

著名明代大医学家张景岳说："春应肝而养生，夏应心而养长，长夏应脾而变化，秋应肺而养收，冬应肾而养藏。"

所以黄元御在《四圣心源》中写道："土无专位，寄旺于四季之月，各十八日，而其司令之时，则在六月之间。土合四象，是谓五行也……土为四象之母，实生四象，曰火生土者，以其寄宫在六月火令之后，六月湿盛，湿为土气也。"

学生：吴老师，在《四圣心源》一书中，"木生于水而长于土"这句话出现了很多次，您能否给我系统地讲解一下。

吴老师：水能生木，肝主疏泄和藏血，肾阴能涵养肝阴，使肝阳不致上亢，只有肾阴充足，才能维持肝阴与肝阳之间的动态平衡。就五行学说而言，水为母，木为子，这种母子相生关系，称为水能涵木。临床上治疗高血压的关键"以水涵木"就出自此。

脾胃为气血生化之源，脾失健运，气血失调，血虚则肝失濡养。所以《四圣心源》里讲乙木之升，权在己土。木生于水而实长于土，土运则木达。以脾阳升布，寒去温回，冰泮春生，百卉荣华故也。己土东升，则化乙木，木火之生长，即脾阳之左旋也。土湿阳衰，生气不达，是以木陷而不升。

（六）中土为根

【原文】

略。

【解析】

学生：吴老师，《四圣心源》书中，反复强调中土为根，我想听您详细的阐释。

吴老师：脾胃乃后天之本、气血生化之源。这句话的意思是脾和胃是人体的消化系统，是人出生之后立命的根本、化生气血的源泉。既然有"后天"，那对应的乃是"先天"，先后天以脐带剪断那一刻为划分的界限。

出生之前，肾这个主生殖发育的脏器为脏腑生化的本源，因此古人说"肾为先天之本"。而人在出生之后，人体气血的生成，全赖于食物的维持，也就是我们饮食消化之后的营养物质。食物进入胃之后，经过胆、胃、大小肠等器官对营养物质的消化与吸收，然后经过膀胱、三焦，将人体内的水力和火力分布于身体的各个环节。其中，脾胃为食物的加工厂，是气血生化的源泉，因此被称作"后天之本"。

民以食为天。如果没有食物能量源源不断地输入，人的生命很难得以维持。而食物转化为可吸收的营养和能量，中间一个重要环节，便是脾胃的消化吸收过程。如果脾胃强健，则人的身体强壮；一旦人的脾胃虚弱，常常连吃饭都没了食欲，身体气血的消化吸收处于一种缓慢或者停滞的状态，则会出现胃痛、腹胀、反胃、消化不良、腹泻或者便秘的情况，这时人的精神疲倦，总觉得气力不足，处于一种懒得说话的状态。

所以明代著名医家张景岳说："土气为万物之源，胃气为养生之主。胃强则强，胃弱则弱，有胃则生，无胃则死。是以养生家必当以脾胃为先。"所以中医常通过观察胃气来观察患者的预后情况。如果人在生病之时，还能正常地饮食吃饭，那么说明胃气尚存，预后往往较为良好。一旦人的脾胃之气衰弱，常常容易出现衰老的症状。

所以说"中土为根"，脾胃为后天之本，养生必须以脾胃为先。历代高寿的人，养生方法虽然有所差异，但"吃好、拉好"，胃肠道通畅，一定是他们的共通之处，他们无不是脾胃养护得好的强健之人。

（七）己土升木，戊土降金

【原文】

略。

【解析】

学生：吴老师，《四圣心源》一书多次提到"己土升木""戊土降金"，我不是很明白。

吴老师：在《四圣心源·脏腑生成》中有这样一段话："祖气之内，含抱阴阳，阴阳之间，是谓中气。中者，土也。土分戊己，中气左旋，则为己土；中气右转，则为戊土。戊土为胃，己土为脾。己土上行，阴升而化阳，阳升于左，则为肝，升于上，则为心；戊土下行，阳降而化阴，阴降于右，则为肺，降于下，则为肾。肝属木而心属火，肺属金而肾属水。是人之五行也。"这段话可以回答你提出的问题。中土分为己土（脾）、戊土（胃），脾胃之气合称中气，但性质有所不同，脾气主升，胃气主降。脾气的性质是向上升的，胃气的性质是向下降的。所以脾胃之气是人体一气的根源，也可以理解为，人体一切上升的气皆来源于脾气；人体一切下降的气皆来源于胃气。肝属木，肝气也称为木气；肝气随脾气上升，所以说己土升木，肺属金，肺气随胃气而降，所以说戊土降金。

二、脉理求真

（一）浮沉

【《四圣心源·二十四脉·浮沉》原文】

浮沉者，阴阳之性也。《难经》：呼出心与肺，吸入肾与肝，呼吸之间，脾受谷味也，其脉在中。阳性浮而阴性沉，呼出为阳，心肺之气也；吸入为阴，肾肝之气也。

心肺之脉俱浮，浮而散大者，心也，浮而短涩者，肺也。肾肝之脉俱沉，沉而濡实者，肾也，沉而牢长者，肝也。脾居阴阳之中，其气在呼吸之交，其脉在浮沉之半，其位曰关。关者，阴阳之关门，阴自此升而为寸，阳自此降而为尺，阖辟之权，于是在焉，故曰关也。

阳盛则寸浮，阴盛则尺沉，阴盛于里，阳盛于表。仲景脉法：浮为在表，沉为在里，一定之法也。然浮沉可以观表里，不可以定阴阳。三难：关以前者，阳之动也，脉当见九分而浮，过者法曰太过，减者法曰不及。遂上鱼为溢，此阴乘之脉也。关以后者，阴之动也，脉当见一寸而沉，过者法曰太过，减者法曰不及。遂入尺为覆，此阳乘之脉也。阳乘阴位，则清气不升，故下覆于尺；阴乘阳位，则浊气不降，故上溢于鱼。溢者，浮之太过而曰阴乘；覆者，沉之太过而曰阳乘。是则浮不可以为阳，而沉不可以为阴，浮沉之中，有虚实焉。浮之损小，沉之实大，是阳虚于表而实于里也；沉之损小，浮之实大，是阳虚于里而实于表也。浮大昼加，沉细夜加，浮大昼死，沉细夜死。诊者当于浮沉之中参以虚实也。

【解析】

学生：吴老师，"浮为在表，沉为在里"如何感知？

吴老师：先介绍下三种主要的运指方法——举、按、寻。滑寿在《诊家枢要》中说："轻手循之曰举，重手取之曰按，不轻不重，委曲求之曰寻。"举法是指手指搭在脉上后用一点点力去感知脉象；按法是指手指搭在脉上后用比较重的力按到筋骨间去感知脉象；寻法是指手指搭在脉上后从轻到重，从重到轻以寻找到最适当的位置来获取尽可能多的脉象信息。

用手指轻轻地按脉，就能感受到脉跳动得很明显，随着手指力度的加重，这种跳动强度逐渐减弱，按到筋骨时跳动几乎就没有了，这就是浮脉的情况。为什么会有浮脉呢？回答这问题得从脉的形成说起，脉由阳气和阴血配合形成，阳性升发，阴性沉降。脉中什么东西能令脉象浮？是升发的阳气。气血平和则阴阳相互克制，使得脉不沉也不浮。而阳气如果比阴血强盛，阳多阴少，阳气就会发挥升浮之性，阳气升浮的过程中会把阴血一同蒸于上，导致脉浮。阴气如果比阳气强盛，阴多阳少，阴血得以发挥沉降之性，阴血沉降的过程就会把阳气一同降于下，导致脉沉。所以浮脉是脉中阳气占主导力量使得阳气和阴血都浮升于表造成的。阳气占主导力量即阳比阴强，细分起来为阳盛和血虚。阳盛则脉浮而有力，血虚则脉浮而无力。所以脉浮只是提示气血浮在表，阳气比阴气强而已，至于是阳强还是阴弱则要再分析。所以黄元御说"然浮沉可以观表里，不可以定阴阳"。

感受风寒时，寸脉多为浮脉，营卫被风寒侵害使得营卫不和，气血停滞于表所以脉浮。左寸脉浮为心火旺盛则人精力充沛。总的来说脉浮是阳气占主导，阴阳都在外，可能为阳盛，亦可能为血虚。

用手指轻轻按脉感觉不到跳动，随着手指力度的加重，脉跳动的感觉越来越清晰，当按到筋骨时跳动最明显。这种感觉就是沉脉。沉脉是脉中阳气和阴血都在里的表现，主要原因是阴血占主导，亦分阴血盛或阳气虚两种情况。

阴血盛而阳气未必虚弱，只是因为阴沉之性强于阳浮之性，所以脉沉，此时能感受到脉沉而有力。阳气虚而阴血未必强盛，只是因为阳浮之性弱于阴沉之性，所以能感觉到脉沉而无力。

沉脉多现于尺，但过于沉弱则为肾阳虚。关部沉多为中气虚弱，寒湿壅滞于中土。左寸沉为心火虚，即最为常见的阳虚。右寸脉沉多有痰饮停滞于肺。

（二）迟数

【《四圣心源·二十四脉·迟数》原文】

迟数者，阴阳之气也。九难：数者，腑也；迟者，脏也。数则为热，迟则为寒。经脉之动，应乎漏刻，一呼再动，一吸再动，呼吸定息，而脉五动，气之常也。过则为数，减则为迟。脏阴而腑阳，数则阳盛而为腑，迟则阴盛而为脏，阳盛则热，阴盛则寒。数之极，则为至，迟之极，则为损。一定之法也。

然迟不尽寒，而数不尽热。脉法：趺阳脉迟而缓，胃气如经也。寸口脉缓而迟，缓则阳气长，迟则阴气盛，阴阳相抱，营卫俱行，刚柔相得，名曰强也。是迟缓者，趺阳寸口之常脉，未可以为寒也。曰：病人脉数，数为热，当消谷引食，而反吐者，以发其汗，令阳气微，膈气虚，脉乃数也。数为客热，不能消谷，胃中虚冷故也。是数者，阳明之阳虚，未可以为热也。

凡脉或迟或数，乖戾失度则死。十四难：一呼再至曰平，三至曰离经，四至曰夺精，五至曰死，六至曰命绝，此至之脉也。一呼一至曰离经，二呼一至曰夺精，三呼一至曰死，四呼一至曰命绝，此损之脉也。人之将死，脉迟者少，脉数者多。阳气绝根，浮空欲脱，故脉见疾数。大概一息七八至以上，便不可救。虚劳之家，最忌此脉。若数加常人一倍，一息十至以上，则死期迫矣。

【解析】

学生：老师，如何理解"然迟不尽寒，而数不尽热"这句话呢？

吴老师：中医以一个呼吸周期为脉搏的计量单位。一呼一吸为"一息"。一息脉来四五至为平脉，一息六至为数脉，一息三至为迟脉。"迟则脏病为寒"，阴寒内盛或阳气不足，鼓动血行无力故脉迟，有力为实寒，无力为虚寒。"数则腑病为热"，有力为实火，无力为虚火，浮数为表热，沉数为里热，细数为阴虚。但是这并不完全符合临床事实，因此，古人提出了补充性的认识，《难经正义》说道："腑病亦有迟脉，脏病亦有数脉，以迟数别脏腑，固不可执，而以迟数分寒热，亦有未尽然者……若迟而有力更兼涩滞，举按皆然者，乃热邪壅结，隧道不利，失其常度，故脉反呈迟象。"

即使表现出的寒热与迟数相符，还有寒热的真假，《四诊抉微》载："储种山曰：凡病寒热，当以迟数为标，虚实为本。且如热证见数脉，按之不鼓而虚者，为元气不足，虚火游行于外，此非真热，乃假热也，作不足治之。如诊而实，方为真也。且如寒证见迟脉，诊之鼓击而实，为邪火伏匿于中，亦非真寒，乃假寒也，当作有余治之，如诊而虚，方是真寒。"

经典脉学以脉迟数判定疾病的寒热属性，并有大量的文字论述寒热之虚实真假的脉象鉴别特征，但是在临床实践中，以脉之迟数定寒热亦不足为凭。所以黄元御说"然迟不尽寒，而数不尽热"。

（三）滑涩

【《四圣心源·二十四脉·滑涩》原文】

滑涩者，阴阳之体也。滑则血盛而气虚，涩则血虚而气盛。肝藏血而肺藏气，故肝脉滑而肺脉涩。肺性收敛，肝性生发，收敛则涩，生发则滑。金自上敛，木自下发，是以肺脉浮涩而肝脉沉滑。敛则气聚，发则气散，是以肺脉涩短而肝脉滑长。气，阳也，而含阴；血，阴也，而抱阳，故滑为阳而涩为阴。脉法：大、浮、数、动、滑，此名阳也；沉、涩、弱、弦、微，此名阴也。以金水之性收藏，木火之性生长，收则浮涩而生则沉滑，长则浮滑而藏则沉涩。

滑者，生长之意，涩者，收藏之象，而俱非平气。脉法：脉有弦、紧、浮、滑、沉、涩，名曰残贼。以其气血之偏，涩则气盛而血病，滑则血盛而气伤也。寸应滑而尺应涩，肺脉之涩者，尺之始基；肝脉之滑者，寸之初气。尺应涩而变滑，则精遗而不藏；寸应滑而变涩，则气痞而不通。寸过于滑，则肺金不敛而痰嗽生；尺过于涩，则肝木不升而淋痢作。是以滑涩之脉，均为病气也。

【解析】

学生：吴老师，如何理解"滑者，生长之意，涩者，收藏之象，而俱非平气"这句话？

吴老师：你首先要读懂黄元御对滑涩的理解。滑涩者，是阴阳的两个方面，滑则血盛而气虚，涩则血虚而气盛。肝藏血而肺藏气，故肝脉滑而肺脉涩。肝性属木而生发，肺性属金而收敛，所以说"滑者，生长之意，涩者，收藏之象"，都不是平常的气。

滑脉在切脉时能感受到脉来流利圆滑，如盘滚珠，多属邪盛，痰食内滞。气血充盛的正常人有时可见此脉；妇女妊娠时多见此脉；病脉则多见于痰饮、食滞、瘀血、实热，如各种炎症、消化不良、实证闭经、恶性肿瘤等。

涩脉在切脉时能感受到脉来涩滞不畅，如刀刮竹，多属精亏、血少、气滞、血瘀，常见于贫血、失血、产后及血瘀等疾患。

（四）大小

【《四圣心源·二十四脉·大小》原文】

大小者，阴阳之象也。阳盛则脉大，阴盛则脉小，大为阳而小为阴。寸大而尺小者，气之常也。寸过于大则上热，尺过于小则下寒。

然有大不可以为阳盛，而小不可以为阴盛者。脉法：脉弦而大，弦则为减，大则为芤，减则为寒，芤则为虚，寒虚相抟，此名为革，妇人则半产漏下，男子则亡血失精。盖阳衰土湿，水火不交，火炎而金烁，则关寸浮大；水寒而木郁，则关尺浮大。肺金失其收敛，肝木行其疏泄，此亡血失精，半产漏下之原。庸工以为阴虚，投以滋润，土败则命殒，是大不可以为阳盛也。伤寒三日，脉浮数而微，病人身凉和者，此为欲解也。盖邪退而正复则脉微，是小不可以为阴盛也。

凡木火泄露则脉大，金水敛藏则脉小。阳泄则上热而下寒，阳藏则上清而下温。劳伤虚损之脉，最忌浮大。阳根下断，浮大无归，则人死矣。故大则病进，小则病退。小脉未可以扶阳，大脉未可以助阴，当因委而见源，穷其大小所由来也。

【解析】

学生：吴老师，《四圣心源》中描写脉象大小中有一句"小脉未可以扶阳，大脉未可以助阴"，如何理解？

吴老师：首先要搞清楚脉大、脉小的原因。脉大为木火泄露太过，脉小为金水收敛太过。正常情况下阳气收藏则上清而下温。阳气外泄患者就会感到上热而下寒。劳伤虚损的脉象最忌讳浮大。阳根下断，浮大无归，那么人就死了。所以大脉则病加重，小脉则病减轻。所以说小脉不可以扶阳，大脉不可以助阴，应当明确原委而看到根源，明白脉大脉小的由来。

（五）长短

【《四圣心源·二十四脉·长短》原文】

长短者，阴阳之形也。长为阳而短为阴。阳升于木火，故肝脉沉滑而长，心脉浮滑而长；阴降于金水，故肺脉浮涩而短，肾脉沉涩而短也。人莫不病发于阴进而病愈于阳长，阴进则脉短，阳长则脉长，故长则气治，而短则气病。

然不宜过长，过长则木旺而金衰矣。木者，中气之贼，百病之长。以木性发达，而百病之起，多因于木气之不达，生意盘郁，而克脾胃，是以气愈郁而脉愈长。木郁则协水以贼土，合火而刑金，故但显肝脉之长，而不形肺脉之短。金虽克木，而凡人之病，则金能克木者少，而木能侮金者多也。盖木气之所以能达者，水土温而根本暖也。水寒土湿，生意不遂，则木愈郁而气愈盛，所以肝病则脉长也。

【解析】

学生：吴老师，《四圣心源》中描写脉象长短中有一句"木者，中气之贼，百病之长"，如何理解？

吴老师：《四圣心源》有一节"厥阴风木"里面讲到木以发达为性，如果己土湿陷，抑遏乙木发达之气，则生发之气受阻，肝郁怒而克脾土，风动而生疏泄。凡腹痛下利，亡汗失血之证，皆风木之疏泄也。肝风传化乘除，千变不穷。所以说风木者，五脏之贼，百病之长。肝木又为水火之中气，病则土木郁迫，水火不交，外燥而内湿，下寒而上热。所以说"木者，中气之贼，百病之长"。

（六）缓紧

缓紧者，阴阳之情也。缓为阳而紧为阴。

缓者，戊土之气也。脉法：趺阳脉迟而缓，胃气如经也。曰：卫气和，名曰缓，营气和，名曰迟。曰：寸口脉缓而迟，缓则阳气长，迟则阴气盛。以土居四象之中，具木火之气而不至于温热，含金水之体而不至于寒凉，雍容和畅，是以缓也。缓则热生。脉法：缓则胃气实，实则谷消而水化也。《灵枢·五癃津液》：中热则胃中消谷，肠胃充廓，故胃缓也。然则伤寒阳明之脉，必实大而兼缓也。

紧者，寒水之气也。脉法：假令亡汗若吐，以肺里寒，故令脉紧也。假令咳者，坐饮冷水，故令脉紧也。假令下利，以胃中虚冷，故令脉紧也。此内寒之紧也。曰：寸口脉浮而紧，浮则为风，紧则为寒，风则伤卫，寒则伤营。此外寒之紧也。以水为冬气，冬时寒盛，冰坚地坼，是以紧也。紧则痛生。曰：营卫俱病，骨节烦疼，当发其汗。是外寒之痛也。曰：趺阳脉紧而浮，浮为风，紧为寒，浮为肠满，紧为腹痛，浮紧相抟，腹鸣而转，转即气动，膈气乃下，是内寒之痛也。然则伤寒少阴之脉，必微细而兼紧也。

盖阳盛则缓，阴盛则紧，缓则生热，紧则生寒。寒愈盛，则愈紧，热愈盛，则愈缓。以阳性发泄而阴性闭藏，发而不藏，所以缓也，藏而不发，所以紧也。

【解析】

学生：吴老师，《四圣心源》中描写缓紧脉象中有一句"浮为肠满，紧为腹痛，浮紧相抟，腹鸣而转，转即气动，膈气乃下，是内寒之痛也"，如何理解？

吴老师：在《伤寒论·平脉法》中有一段话："趺阳脉紧而浮，浮为气，紧为寒；浮为腹满，紧为绞痛；浮紧相抟，肠鸣而转，转即气动，膈气乃下；少阴脉不出，其阴肿大而虚也。"

这段话的意思是趺阳脉浮而紧，浮为气虚，紧为寒甚，气虚则腹部胀满，寒甚则腹中绞痛。气虚寒甚相合，则出现肠鸣；腹中气机转动，气机一转动则胸膈壅滞之气得以下行；若少阴脉不现的，是虚寒之气结于下焦，可致外阴部肿大且疼痛。

这段话是论脾胃虚寒脉证与少阴虚寒脉证的关系。趺阳以候脾胃，少阴以候肾气，脾胃虚寒，所以肠鸣腹满而痛。若太溪部少阴脉不出，则肾气亦虚，虚寒之气积于下焦，寒水下趋阴部，则阴部肿大而虚浮。

（七）石芤

石芤者，阴阳之虚也。阳气不降，则肾脉石，阴气不升，则心脉芤。石则外虚而内实，芤则外实而内虚。

石者，气虚而不蛰也。阳体虚而阴体实，水中无气，凝洹而沉结，所以石也。平人气象论：平人之常气禀于胃，胃者，平人之常气也。人无胃气曰逆，逆者死。冬胃微石曰平，石多胃少曰肾病，但石无胃曰死。平肾脉来，喘喘累累如钩，按之而坚，曰肾平，冬以胃气为本。病肾脉来，如引葛，按之益坚，曰肾病。死肾脉来，发如夺索，辟辟如弹石，曰肾死。盖坎中之阳，生气之原也，阳根下断，阴魄徒存，坚实结硬，生气全无，是以死也。《老子》：柔弱者，生之徒，坚强者，死之徒，此之谓也。

芤者，血虚而不守也。阴体实而阳体虚，火中无血，消减而浮空，所以芤也。脉法：趺阳脉浮而芤，浮者卫气虚，芤者营气伤。曰：脉弦而大，弦则为减，大则为芤，减则为寒，芤则为虚，寒虚相抟，此名为革，芤减相合，则名曰革。后世芤外又有革脉，非是。妇人则半产漏下，男子则亡血失精。曰：脉浮而紧，按之反芤，此为本虚，故当战而汗出也。盖离中之阴，收气之原也，阴根上断，阳魂徒存，虚飘空洞，收气全无，是以病也。

血，阴也，而生于阳，阳升则化火，故温暖和畅，而吐阳魂。阳虚血寒，则凝瘀而亡脱，血脱则火泄而寒增，是以失精亡血而脉芤者，不可助阴而泄阳。盖芤则营阴外脱，而血中之温气亦亡也。

【解析】

学生：吴老师，《四圣心源》中描写石芤脉象有一句"石芤者，阴阳之虚也。阳气不降，则肾脉石，阴气不升，则心脉芤。石则外虚而内实，芤则外实而内虚"，如何理解？

吴老师：这段话的意思是石芤脉，是阴阳的虚象。阳气不降，则肾脉石，阴气不升，则心脉芤。石则外虚而内实，芤则外实而内虚。肾水中的阳气，是生命的元气，阳根下断，阴魄空存，坚实结硬，生气完全没有，所以死亡。所以《老子》说柔弱，是长寿的人，坚强，是短命而亡的人，说的就是这个意思。

芤脉是血虚而不能卫护。阴体实而阳体虚，火中无血，消减而浮空，所以是芤脉。中取无力，状如葱管谓之芤，血属阴，而产生于阳，阳升则转化为火，是故温暖和畅，而吐阳魂。阳虚血寒，则寒凝瘀阻而脱漏，血脱则火泄而寒增加。所以失精亡血而脉芤的，不可助阴而泄阳，因为芤则营阴气于体外脱漏，而血中的温气也失去了。

（八）促结

【《四圣心源·二十四脉·促结》】原文

促结者，阴阳之盛也。脉法：脉来缓，时一止复来者，名曰结。脉来数，时一止复来者，名曰促。阳盛则促，阴盛则结，此皆病脉。

曰：脉蔼蔼如车盖者，名曰阳结也。脉累累如循长竿者，名曰阴结也。阴阳之性，实则虚而虚则实。实而虚者，清空而无障碍，所以不结；虚而实者，壅满而生阻隔，所以脉结。阳结则蔼蔼郁动，如车盖之升沉；阴结则累累不平，如长竿之劲节。以阳性轻清而阴性重浊，故促结之象异焉。

惊悸之家，脉多促结，以其阴阳之不济也。阳旺于木火，阴盛于金水。阳虚而生惊者，木火下虚，阴气凝涩而不化，是以结也；阴虚而生悸者，金水上虚，阳气郁迫而不通，是以促也。

脉法：其脉浮而数，不能食，身体重，大便反硬，名曰阴结，此脏腑之结也。盖孤阳独阴，燥湿偏盛，寒热不调，其气必结。脏腑经络，本为一气，脏气结则脉气必结，脉气结则脏气必结。

若夫代止之脉，并无郁阻而中断，是营卫之败竭，非促结之谓也。

【解析】

学生：吴老师，《四圣心源》中描写促结脉象有一句"脉蔼蔼如车盖者，名曰阳结也。脉累累如循长竿者，名曰阴结也"，如何理解？

吴老师：蔼蔼如车盖，形容脉之浮大有力，即前阳结浮数脉，因其有力而盛，叫阳结。累累如循长竿，形容脉之沉石有力，即前阴结沉迟脉，因其有力而盛，叫阴结。阴阳的性质是，充实之处会有虚损，而虚损之处则有充实。充实中有虚损，清虚空荡因而没有障碍，所以不间歇。正气不足而邪气亢盛，堵塞因而产生阻隔，所以脉有间歇。阳结则茂盛变化，如同车盖的升降进退，阴结则重叠不平，如同竹竿的劲节。因为阳性轻而清澈而阴性浓重浑浊，所以促结的脉象不同。

（九）弦牢

【《四圣心源·二十四脉·弦牢》原文】

弦者，如弦之直，弦而有力曰牢。

弦牢者，阴气之旺也。《素问·玉机真脏论》：春脉如弦。四难：牢而长者，肝也。弦牢者，肝家之脉，非病也。

然弦牢之中，而有濡弱之象，则肝平，但有弦牢，而无濡弱，则肝病矣。平人气象论：平肝脉来，软弱招招，如揭长竿末梢，曰肝平。长竿末梢者，软弱之义也。盖木生于水而长于土，水土温和，则木气发达而荣畅；水土寒湿，则木气枯槁而弦牢。

木之为义，愈郁则愈盛。弦牢者，木盛而土虚也。弦为里湿，支饮之阻卫阳，则木气抑遏而为弦。脉法：支饮急弦是也。牢为外寒，寒邪之束营阴，则木气郁迫而为牢。脉法：寒则牢坚是也。

弦亦为寒。脉法：脉弦而大，弦则为减，大则为芤，减则为寒，芤则为虚。《金匮》：脉双弦者，寒也。偏弦者，饮也。以水寒不能生木，是以弦也。弦亦为痛。《伤寒》：阳脉涩，阴脉弦，法当腹中急痛者，先用小建中汤。以风木而贼土，是以痛也。

脉以胃气为本，木得胃气则和缓，不得胃气则弦牢。平人气象论：平人之常气禀于胃，人无胃气曰逆，逆者死。春胃微弦曰平，弦多胃少曰肝病，但弦无胃曰死。所谓无胃气者，但得真脏脉，不得胃气也。病肝脉来，如循长竿，曰肝病。死肝脉来，急益劲，如新张弓弦，曰肝死。新张弓弦者，弦牢之象，肝家之真脏脉也。

【解析】

学生：吴老师，《四圣心源》中描写弦牢脉象有一句"弦牢者，木盛而土虚也"，如何理解？

吴老师：肝属于木，正常肝脉微弦濡弱而长。得了肝病自得濡弱者，说明有胃气。如果脾土虚弱，脾胃气虚，则脉象弦而有力，就像拧紧的绳索，称为弦牢，所以说"弦牢者，木盛而土虚也"。

（十）濡弱

【《四圣心源·二十四脉·濡弱》原文】

濡者，如绵之软，软而无力曰弱。

濡弱者，阳气之衰也。平人气象论：平肝脉来，软弱招招，如揭长竿末梢，曰肝平。脉法：肝者，木也，其脉微弦，濡弱而长。肝病自得濡弱者愈。濡弱者，肝家之脉，非病也。

然软弱之中而有弦牢之意，则肝平，但有濡弱而无弦牢，则肝病矣。《玉机真脏论》：春脉如弦，其气软弱轻虚而滑，端直以长，故曰弦。端直以长者，弦牢之意也。盖木生于水而长于土，木气不达，固赖土气达之，土气不升，亦赖木气升之。冬令蛰藏，水冰地坼，一得春气鼓荡，则闭蛰起而百物生。是木能克土而亦能扶土。

以乙木之生意，即己土之阳左旋而上发者也。生意濡弱，则土木之气不能升达，而肝脾俱病。

气化于戊土而藏于肺，血化于己土而藏于肝。《灵枢·决气》：脾藏营，肝藏血。肝脾者，营血之原也。濡弱则营血虚衰。脉法：诸濡亡血，诸弱发热，血亡则热发也。伤寒脉濡而弱，不可汗下，以其血虚而阳败也。

弦牢者，木气之太过，濡弱者，木气之不及。太过则侮人，不及则人侮，均能为病也。

【解析】

学生：吴老师，濡弱在诊脉时手感如何，常见于哪些疾病？

吴老师：《脉经》曰："软一作濡。一曰细小而软。"其形"极软而浮细"，将浮细无力之脉称为濡。濡脉在手感上如按"水中之浮棉"。气血虚可见濡脉：脉赖气血之充盈鼓荡。气血不足，鼓荡之力弱，则脉力减，故按之软。脾虚可见濡脉：脾为生化之源，脾虚则气血亏，鼓荡之力弱，故脉软。阳虚可见濡脉：阳主动，温煦推动血脉，阳虚鼓荡力弱，故脉软。阳虚者，常伴畏寒、肢冷等寒象。湿盛可见濡脉：湿为阴邪，其性濡。湿盛者，大筋软短，血脉亦软，按之软。再者，湿阻气机，气机不畅，气血不能鼓荡血脉，亦是湿盛致脉软的一个因素。痰、饮、水等与湿同类，皆可致脉软。

弱脉居于沉位，按之细而无力。弱脉是由于阳气、阴血的虚衰，气血无力敷布于外而脉沉；充盈鼓荡无力而脉细无力。弱脉主阳虚、气虚、血虚。

（十一）散伏

【《四圣心源·二十四脉·散伏》原文】

散伏者，阴阳之阖辟也。气辟而不阖，则脉散，气阖而不辟，则脉伏。

散者，气泄而不藏也。阴性聚而阳性散，阳降于尺而化浊阴，则脉沉聚；阴升于寸而化清阳，则脉浮散。而聚散之权，则在于关。关者，阴阳之关锁。其散而不至于飞扬者，有关以阖之，故散而能聚。散而不聚，则心病矣。脉法：伤寒咳逆上气，其脉散者死，谓其形损故也。脉散者，病家之大忌。散脉一形，则气血之脱亡在近，精神之飞走不远。散见于寸，犹可挽也，散见于尺，无可医矣。

伏者，气郁而不发也。阳性起而阴性伏，阴升于寸而化清阳，则脉浮起；阳降于尺而化浊阴，则脉沉伏。而起伏之权，则在于关。关者，阴阳之关锁。其伏而不至于闭结者，有关以辟之，故伏而能起。伏而不起，则肾病矣。凡积聚癥瘕，停痰宿水之疾，脉必伏结。十八难：伏者，脉行筋下也。浮者，脉在肉上行也。故脉浮结者，外有痼疾；脉伏结者，内有积聚。《金匮》：脉来细而附骨者，乃积也。寸口，积在胸中。微出寸口，积在喉中。关上，积在脐旁。上关上，积在心下。微下关，积在少腹。尺中，积在气冲。脉出左，积在左。脉出右，积在右。脉两出，积在中央。非但积聚如是，凡一经将病，则一气先伏。肝病者木郁，心病者火郁，肾病者水郁，肺病者金郁，脾病者土郁，郁则脉伏。庚桑子：人郁则为病。至理妙言！诊一气之欲伏，则知一经之将病。脉法：伏气之病，以意候之，此之谓也。

【解析】

学生：吴老师，散伏脉象如何理解，常见于哪些疾病？

吴老师：散伏讲的是阴阳的闭合与开启。气开而不闭，则脉散，气闭而不开，则脉伏。散脉，气泄而不能收藏。轻按有分散零乱且无力之感，重按则触不到脉动。阴性聚集而阳性发散。阳降于尺脉，而化浊阴，则脉沉聚；阴升于寸脉，而化清阳，则脉浮散，而聚散的权责，则在于关脉。

关脉是阴阳的关锁，其散而不至于飞扬，有关来关闭他，所以散而能聚；散而不聚，则是心病了。脉散是病家的大忌。散脉一形，则气血的亡脱在眼前，精神飞走也不远了。散见于寸，还可以挽救，散见于尺，就没有可以医治的了。

伏脉是气郁积而不能发散。阳性浮起而阴性沉，阴气升到寸脉，转化为清阳，则脉浮起；阳下降到尺脉，转化浊阴，则脉沉伏。而起伏的关键，则在于关脉。关脉是阴阳的关锁，其伏而不至于闭结，是因为有关开启，所以伏，但能浮起；伏而不起，则是肾病了。凡是积聚癥瘕、停痰宿水的疾病，脉必然伏结。

（十二）动代

【《四圣心源·二十四脉·动代》原文】

动代者，阴阳之起止也。气欲发而不能，则为动，气中歇而不属，则为代。

动者，郁勃而不息也。脉法：阴阳相搏，名曰动。阳动则汗出，阴动则发热。若数脉见于关上，上下无头尾，如豆大，厥厥动摇者，名曰动也。关者，中气之变现，阴阳之枢机，阳自此降而为阴，阴自此升而为阳。阴升于寸，则遂其上浮之性，不至为动；阳降于尺，则遂其下沉之性，不至为动。惟阴欲升，脾土虚而不能升，阳欲降，胃土弱而不能降，则二气郁于关上，而见动形。阴阳郁勃，不能升降，是以动而不止也。郁勃之久，不无胜负。阳盛而动于关上，则内泄营阴而汗出；阴盛而动于关下，则外闭卫阳而发热。热发则汗不出，汗出则热不发。汗出而热发，阴阳之胜负乃分。方其动时，阴阳郁荡，未知将来之孰胜而孰负也。动见于土位，木气盘塞而莫达，甲木不降，乃悬虚而为惊；乙木不升，乃冲击而为痛。甲乙横逆，而贼戊己，则土气败矣。

代者，断续而不联也。《灵枢·根结》：一日一夜五十营，以营五脏之精，不应数者，名曰狂生。五十动而不一代者，五脏皆受气。四十动一代者，一脏无气。三十动一代者，二脏无气。二十动一代者，三脏无气。十动一代者，四脏无气。不满十动一代者，五脏无气，与之短期。与之短期者，乍疏乍数也。乍疏乍数者，断续之象也。

盖呼吸者，气之所以升降也。心肺主呼，肾肝主吸，脾居呼吸之间。呼则气升于心肺，吸则气降于肾肝。呼吸定息，经脉五动，故十息之间，五十动内，即可以候五脏之气。一脏无气，则脉必代矣。

十一难：脉不满五十动而一止，一脏无气者，何脏也？吸者随阴入，呼者因阳出，今吸不能至肾，至肝而还，故知一脏无气者，肾气先尽也。由肾而肝，由肝而脾，由脾而心，由心而肺，可类推矣。代脉一见，死期在近，不可治也，代为死脉，与脾脉代之代不同。脾脉代者，脾不主时，随四时而更代也。此为病脉。

【解析】

学生：吴老师，如何理解动脉和代脉？

吴老师：这段话的意思是脉来滑数，现于关部，其形如豆，上下无头尾，厥厥动摇者，谓之动脉，属阳，主痛，主惊。脉来动而中止，止有定数，不能自还，不相连续者，谓之代脉，主脏气衰微，主邪遏正气。

脾胃之脉，应于关部，关为阴阳之枢机，阴自此升而为阳，阳自此降而为阴。阴升于寸，则遂其上浮之性，阳降于尺，则顺其下沉之性，气机畅遂，故脉平而不动。若阴欲升，脾土虚而不能升，阳欲降，胃土弱而不能降，则阴阳郁勃于关部，欲发而不能，故脉现于关部，动而不宁。所以张仲景说"阴阳相抟，名曰动"。

呼吸乃气机升降之征。心肺主呼，肾肝主吸，脾居吸呼之间。呼则气升于心肺，吸则气降于肾肝，吸呼定息，经脉五动，故十息之间，五十动内，可以候五脏之气。中气健旺，阴阳顺接，气不中歇，所以脉平而不代；中气虚败，气中歇而不续，故脉亦断续不连，而现代象。一脏无气，则脉五十动内，即现一代象。五十动内，代止次数越多，无气之脏也越多，病亦越重，甚者死期在即。

实 战 篇

一、常用药解

（一）守土要药

1. 甘草

《长沙药解》云甘草："味甘，气平，性缓。入足太阴脾、足阳明胃经。备冲和之正味，秉淳厚之良资，入金木两家之界，归水火二气之间，培植中州，养育四旁，交媾精神之妙药，调济气血之灵丹……甘草气色臭味，中正和平，有土德焉，故走中宫而入脾胃。"

甘草分炙甘草和生甘草，上行用头，下行用梢，熟用甘温培土而补虚，生用甘凉泻火而消满。凡咽喉疼痛，及一切疮疡热肿，宜生甘草泻其郁火。熟用，去皮，蜜炙。

炙甘草是用蜜烘制的甘草，俗称制，就是将蜂蜜置锅中炼成中蜜，改用文火加生甘草片拌炒均匀，3～5分钟出锅，置烤房或烘箱烘至不粘手时取出，放凉即可。炙甘草为类圆形或椭圆形切片，表面红棕色或灰棕色，微有光泽，切面黄色至深黄色，形成层环明显、射线放射状。炙甘草汤具有益气滋阴、通阳复脉的治疗功效。

《长沙药解》这样诠释《伤寒论》炙甘草汤：

"甘草四两，桂枝三两，生姜三两，大枣十二枚，人参二两，生地一斤，阿胶二两，麻仁半升，麦冬半升。清酒七升，水八升，煮三升，去渣，入阿胶，消化，温服一升，日三服。一名复脉汤。治少阳伤寒，脉结代，心动悸者。以少阳甲木化气于相火，其经自头走足，循胃口而下两胁，病则经气上逆，冲逼戊土，胃口填塞，碍厥阴风木升达之路，木郁风作，是以心下悸动。其动在胃之大络，虚里之分，正当心下。经络壅塞，营血不得畅流，相火升炎，经络渐而燥涩，是以经脉结代，相火上燔，必刑辛金，甲木上郁，必克戊土，土金俱负，则病转阳明，而中气伤矣。甲木之升，缘胃气之逆，胃土之逆，缘中气之虚。参、甘、大枣，益胃气而补脾精，胶、地、麻仁，滋经脉而泽枯槁，姜、桂，行营血之瘀涩，麦冬清肺家之燥热也。"

生甘草的作用主要是清热解毒、调和百药等，《伤寒论》甘草汤，用生甘草二两，治"少阴病，二三日，咽痛者"。少阴水旺，二火俱腾，上行清道，是以咽痛。生甘草泄热而消肿也。所以甘草汤用的就是生甘草的清热解毒作用。

2.茯苓

茯苓为多孔菌科真菌茯苓的干燥菌核，味甘、淡，性平，归心、肺、脾、肾经，有利水渗湿、健脾、宁心的功效。茯苓用于水肿尿少、痰饮眩悸、脾虚食少、便溏泄泻、心神不安、惊悸失眠等疾病的治疗。《本草纲目》载："茯苓气味淡而渗，其性上行，生津液，开腠理，滋水源而下降，利小便，故张洁古谓其属阳，浮而升，言其性也；东垣谓其为阳中之阴，降而下，言其功也。"

黄元御在《长沙药解》中这样描述茯苓：

"利水燥土，泄饮消痰，善安悸动，最豁郁满。除汗下之烦躁，止水饮之燥渴，淋癃泄痢之神品，崩漏遗带之妙药，气鼓与水胀皆灵，反胃共噎膈俱效。功标百病，效著千方……

"《外台》茯苓饮，茯苓三两，人参三两，白术三两，枳实三两，橘皮二两半，生姜四两。治心胸中停痰宿水，吐出水后，心胸间虚满，不能食者。心胸阳位，而痰水停宿，全缘中焦土湿。宿水虽吐，停痰尚在，而其中脘不旺。一吐之后，胃土上逆，浊气壅塞，是以虚满，不能下食。参、术、茯苓，补中而燥土，枳、橘、生姜，降浊而消满也……

"《伤寒》苓桂术甘汤，茯苓四两，桂枝二两，白术二两，甘草二两。治太阳伤寒，吐下之后，心下逆满，气上冲胸，起则头眩，又复发汗动经，身为振振摇者。吐下泄其脏中之阳，风木动于脏，而气上冲胸膈，复汗以泄其经中之阳，风木动于经，则身体振摇，缘水泛土湿，而木气郁动也。桂枝疏木而达郁，术、甘、茯苓，培土而泄水也。"

3.白术

白术性温，味甘、苦，归脾经、胃经，有健脾、益气、燥湿利水、止汗、安胎功效。用量6~12g，煎服；或入丸、散；或熬膏。白术用治脾胃气弱、不思饮食、倦怠少气、虚胀、泄泻、痰饮、水肿、黄疸、湿痹、小便不利、头晕、自汗、胎气不安等。《全生指迷方》中的宽中丸治脾虚胀满：白术60g，橘皮120g。为末，酒糊丸，梧桐子大。每食前木香汤送下三十丸。《神农本草经》载："术，味苦温。主风寒湿痹，死肌，痉，疸，止汗，除热，消食。作煎饵，久服轻身延年，不饥。一名山蓟，生山谷。"

黄元御在《长沙药解》中这样描述白术：

"味甘、微苦，入足阳明胃、足太阴脾经。补中燥湿，止渴生津，最益脾精，大养胃气，降浊阴而进饮食，善止呕吐，升清阳而消水谷，能医泄利……

"白术散，白术、蜀椒、川芎、牡蛎等分。妊娠养胎。以胎妊之病，水寒土湿，木气郁结，而克脾土，则脾困不能养胎。白术补土燥湿，蜀椒暖水敛火，芎䓖疏乙木之郁，牡蛎消肝气之结也……

"白术性颇壅滞，宜辅之疏利之品。肺胃不开，加生姜、半夏以驱浊，肝脾不达，加砂仁、桂枝以宣郁，令其旋补而旋行，则美善而无弊矣。"

4.山药

山药味甘，性平，入肺、脾、肾经。山药补脾养胃，生津益肺，补肾涩精，用于脾虚食少、久泻不止、肺虚喘咳、肾虚遗精、带下、尿频、虚热消渴。麸炒山药补脾健胃，用于脾虚食少、泄泻便溏、白带过多。《神农本草经》载："主伤中，补虚羸，除寒热邪气，补中益气力，长肌肉。久服耳目聪明。"

黄元御在《长沙药解》中这样描写山药：

"味甘，气平，入足阳明胃、手太阴肺经。养戊土而行降摄，补辛金而司收敛，善息风燥，专止疏泄。

"《金匮》薯蓣丸，薯蓣三十分，麦冬六分，桔梗五分，杏仁六分，当归十分，阿胶七分，干地黄十分，芍药六分，芎䓖六分，桂枝十分，大枣百枚（为膏），人参七分，茯苓五分，白术六分，甘草二十分，神曲十分，干姜三分，柴胡五分，白蔹二分，豆黄卷十分，防风六分。蜜丸弹子大，空腹酒服一丸。治虚劳诸不足，风气百疾。以虚劳之病，率在厥阴风木一经，厥阴风木，泄而不敛，百病皆生。肺主降敛，薯蓣敛肺而保精，麦冬清金而宁神，桔梗、杏仁，破壅而降逆，此所以助辛金之敛也。肝主升发，归、胶滋肝而养血，地、芍润木而清风。芎䓖、桂枝，疏郁而升陷，此所以辅乙木之生发也。升降金木，职在中气，大枣补己土之精，人参补戊土之气，苓、术、甘草，培土而泄湿，神曲、干姜，消滞而驱寒，此所以理中而运升降之枢也。贼伤中气，是惟木邪，柴胡、白蔹泄火而疏甲木，黄卷、防风，燥湿而达乙木，木静而风息，则虚劳百病瘰矣。"

5.灶心土

灶心土味辛，性微温，入脾、胃经，收敛止血，温中止呕。本品温中和胃，中气温和则血摄呕止，故为止血止呕药，并有涩肠固下之功，凡一切失血，如吐血、衄血、便血、妇女漏血及呕吐、便泻等证属虚寒者，皆可使用，对胃肠出血、妊娠呕吐尤为常用。

黄元御在《长沙药解》中这样描写灶中黄土：

"《金匮》黄土汤，灶中黄土半斤，甘草二两，白术三两，黄芩三两，阿胶三两，地黄三两，附子三两。治先便后血。以水寒土湿，乙木郁陷而生风，疏泄不藏，以致便血。其下在大便之后者，是缘中脘之失统，其来远也。黄土、术、甘，补中燥湿而止血，胶、地、黄芩，滋木清风而泄热，附子暖水驱寒而生肝木也……

"以湿土而得火化，最能燥湿而敛血。合术、甘以燥土，附子以暖水，胶、地以清风，黄芩以泄热，下血之法备矣。盖水寒则土湿，土湿则木郁，木郁则风生，风生则血泄。水暖而土燥，土燥而木达，木达而风静，风静而血藏，此必然之理也。"

6.粳米

粳米药用首载于《名医别录》："粳米，甘、平、无毒，归脾、胃经。"何为粳米?《本草经集注》中指出:"道家方药有俱用稻米、粳米,此则是两物矣。"说明粳米并不是统指谷稻。《玉篇·米部》有:"粳,不粘稻。"《农书·卷二》中记载:"南方水稻,其名不一,大概为类有三:早熟而紧细者曰籼,晚熟而香润者曰粳。"《汉语大词典》中指出:"粳稻,水稻的一种,分蘖力弱,秆硬不易倒伏,较耐肥,米质黏性较籼稻强,胀性小……粳,稻之不粘者,今指一种介于籼稻、糯稻之间的晚稻品种,米质粒短而粗,黏性较强,涨性小。"根据米的黏性分类:黏者为糯,不黏者为粳。所以我们可以知道粳米是一种黏性中等、胀性小、米粒短而粗的谷稻。《神农本草经疏》指出:"粳米即人所常食米,为五谷之长,人相赖以为命者也。"

粳米不仅仅是饱食之物,其药用价值也是不容忽视的。《名医别录》载:"粳米,主益气,止烦,止泄。"《备急千金要方·食治》云:"粳米,主心烦,断下利,平胃气,长肌肉,温中。"孟诜在《食疗本草》中提出:"粳米,平,主益气,止烦泄。"《滇南本草》载其治一切诸虚百损,补中益气,强筋壮骨,生津,明目,长智。从中可知粳米的作用众多,主要归纳为补中益气、止烦渴、止下利。

《长沙药解》中说粳米:

"味甘,入足太阴脾、足阳明胃、手太阴肺经。入太阴而补脾精，走阳明而化胃气，培土和中，分清泌浊，生津而止燥渴，利水而通热涩。

"《金匮》附子粳米汤，附子一枚，粳米半升，半夏半升，甘草一两，大枣十枚。治腹中寒气，雷鸣切痛，胸胁逆满，呕吐。以火虚土败，水寒木郁，肝木克脾，故腹中雷鸣而为切痛，胆木克胃，故胸胁逆满而作呕吐。粳米、甘、枣，补土和中，附子驱下焦之湿寒，半夏降上脘之冲逆也。

"《伤寒》桃花汤，方在赤石脂。用之治少阴病，腹痛下利，小便不利，便脓血者。以土湿水寒，木郁血陷，粳米补土而和中，利水而泻湿也……

"附子粳米汤以此和平厚重之气助其中宫，桃花汤以此和煦发达之气益其中脘，中旺则癸水将退，而后干姜奏其回阳之效，己土将复，而后石脂成其固脱之功，阴邪欲遁，而后附子展其破寒之能，胃气欲平，而后半夏施其降逆之力。若非粳米握其中权，虽以半夏、附子之长于降浊，何足恃其前茅，干姜、石脂之善于升清，安得逞其后劲。常山率然，但有首尾，未能如此呼应之灵也。"

（二）己土用药

1.干姜

黄元御老师在《长沙药解》这样说干姜：

"味辛，性温。入足阳明胃、足太阴脾、足厥阴肝、手太阴肺经。燥湿温中，行郁降浊，补益火土，消纳饮食，暖脾胃而温手足，调阴阳而定呕吐，下冲逆而平咳嗽，提脱陷而止滑泄……

"五脏之性，金逆则生上热，木陷则生下热。吐衄、呕哕、咳嗽、喘促之证，不无上热，崩漏带浊，淋涩泄利之条，不无下热。而得干姜，则金降木升，上下之热俱退，以金逆而木陷者，原于中宫之湿寒也。干姜温中散寒，运其轮毂，自能复升降之常，而不至于助邪。其上下之邪盛者，稍助以清金润木之品，亦自并行而不悖。若不知温中，而但清上下，则愈清愈热，非死不止！此庸工之遗毒，而千载之奇冤，不可不辨也。

"血藏于肝而原于脾，调肝畅脾，暖血温经。凡女子经行腹痛，陷漏紫黑，失妊伤胎，久不产育者，皆缘肝脾之阳虚，血海之寒凝也，悉宜干姜，补温气而暖血海。"

在《四圣心源·中气》里，第一个方剂就是黄芽汤。

人参三钱，甘草二钱（炙），茯苓二钱，干姜二钱。

黄元御称黄芽汤为四维之根本处方，"中气之治，崇阳补火，则宜参、姜，培土泻水，则宜甘、苓"。他在这个处方的加减中写道："其有心火上炎，慌悸烦乱，则加黄连、白芍以清心。肾水下寒，遗泄滑溏，则加附子、川椒以温肾。肝血左郁，凝涩不行，则加桂枝、丹皮以舒肝。肺气右滞，痞闷不通，则加陈皮、杏仁以理肺。"

2.蜀椒

蜀椒，又名川椒，为芸香科灌木植物青椒的成熟果皮，味辛，性热，有小毒，归脾、胃、肾经。

蜀椒的功效有温中止痛、杀虫止痛、除湿止痒。

温中止痛：用于脾胃虚寒、脘腹冷痛、呕吐、泄泻等。代表方剂有大健中汤、《外台秘要》蜀椒丸。

杀虫止痛：用于蛔虫引起的腹痛、呕吐，或吐蛔等。"《伤寒》乌梅丸，方在乌梅，用之治厥阴蛔厥，以蛔避寒湿而居膈上，蜀椒温寒而驱蛔虫也。《金匮》白术散，方在白术，用之养妊娠胎气，以胎遇寒湿，则伤殒坠，蜀椒燥湿土而温寒水也"。

除湿止痒：用于皮肤湿疹瘙痒，有杀虫止痒之效，常与苦参、地肤子、明矾等煎水洗。

《长沙药解》中这样说蜀椒：

"味辛，性温，入足阳明胃、足厥阴肝、足少阴肾、足太阴脾经。暖中宫而温命门，驱寒湿而止疼痛，最治呕吐，善医泄利……

"蜀椒温肝脾而暖血海也……蜀椒辛温下行，降冲逆而驱寒湿，暖水土而温中下，消宿食停饮，化石水坚癥，开胸膈痹结，除心腹寒疼，止呕吐泄利，疗黄疸水肿，坚齿发，暖腰膝，开腠理，通关节，行血脉，除肿痛，缩小便，下乳汁，破瘀血，杀蛔虫……

"椒目泻水消满，《金匮》己椒苈黄丸，方在防己，用之治肠间有水气，腹满者，以其泻水而消胀也。

"椒目下气，善治耳鸣盗汗。"

3.砂仁

砂仁味辛，性温，归脾、胃、肾经，芳香行散，降中有升。有行气调中、和胃、醒脾的功效。砂仁治腹痛痞胀、胃呆食滞、噎膈呕吐、寒泻冷痢、妊娠胎动。

《玉楸药解》中这样描述砂仁：

"味辛，气香，入足太阴脾、足阳明胃经。和中调气，行郁消满，降胃阴而下食，达脾阳而化谷，呕吐与泄利皆良，咳嗽共痰饮俱妙，善疗噎膈，能安胎妊，调上焦之腐酸，理下气之秽浊，除咽喉口齿之热，化铜铁骨刺之鲠。

"清升浊降，全赖中气，中气非旺，则枢轴不转，脾陷胃逆。凡水胀肿满、痰饮咳嗽、噎膈泄利、霍乱转筋、胎坠肛脱、谷宿水停、泄秽吞酸诸证，皆升降反常，清陷浊逆故也。泻之则益损其虚，补之则愈增其满，清之则滋其下寒，温之则生其上热。缘其中气堙郁，清浊易位，水木下陷，不受寒泄，火金上逆，不受温补也。惟以养中之味，而加和中之品，调其滞气，使之回旋枢轴运动，则升降复职，清浊得位，然后于补中扶土之内，温升其肝脾，清降其肺胃，无有不受矣。和中之味，莫如砂仁，冲和条达，不伤正气，调理脾胃之上品也。"

4.升麻

升麻味辛、甘，性微寒，归肺、脾、大肠、胃，有发表透疹、清热解毒、升阳举陷的功效。升麻主治时气疫疠，头痛寒热，喉痛，口疮，斑疹不透，中气下陷，久泻久痢，脱肛，妇女崩、带，子宫下坠，痈肿疮毒等疾病。

《长沙药解》中这样描述升麻：

"《金匮》升麻鳖甲汤，升麻二两，鳖甲手掌大一片，甘草二两，当归一两，雄黄五钱，蜀椒一两。水四升，煎一升，顿服。治阳毒为病，面赤斑斑如锦文，咽喉痛，吐脓血。阳毒之病，少阳甲木之克阳明也。手足阳明，皆行于面，少阳甲木，从相火化气，火之色赤，故面见赤色。足阳明之脉，循喉咙而入缺盆，胆胃壅迫，相火瘀蒸，故咽喉痛而吐脓血。其病五日可治，七日不可治。升麻、甘草，清咽喉而缓急迫，鳖甲、当归消凝瘀而排脓血，雄黄、蜀椒泄湿热而下逆气也。

"升麻鳖甲去雄黄蜀椒汤，升麻二两，鳖甲手掌大一片，甘草二两，当归一两。治阴毒为病，面目青，身痛如被杖，咽喉痛。阴毒之病，厥阴乙木之克太阴也。厥阴乙木，开窍于目，木之色青，故面目青。脾主肌肉，足太阴之脉，上膈而挟咽，肝脾郁迫，风木冲击，故身及咽喉皆痛。升麻、甘草清咽喉而缓急迫，鳖甲、当归破结滞而润风木也。

"阳毒、阴毒，病在肝胆，而起于外邪，非风寒束闭，郁其脏腑，不应毒烈如是。升麻清利咽喉，解毒发汗，表里疏通，是以奏效也。

"《伤寒》麻黄升麻汤方在麻黄，用之治厥阴病，咽喉不利，吐脓血，以其清咽喉而排脓血也。

"升麻辛凉升散，清利咽喉，解肌发表，善治风寒侵迫，咽喉肿痛，呕吐脓血之病。最能解毒，一切蛊毒邪秽之物，入口即吐。避疫疠烟瘴之气，断泄利遗带之恙，止吐衄崩淋诸血，消痈疽热肿，平牙根臭烂，疗齿疼，医口疮，胥有良效。"

（三）戊土用药

1. 半夏

半夏味辛，性温，有毒，归于肺、脾、胃三经。半夏有燥湿化痰的功效，因此多用于脾虚、运化有湿、聚而生痰者。半夏是治疗湿痰的主药，治疗痰多咳嗽时，还可以配浙贝母或者川贝母；半夏辛散温通、化痰燥湿，因此可以用于治疗痰浊内阻、胃脘胀满，还可配陈皮、茯苓；如果是寒热互结，可以配黄芩、黄连、干姜同用；此外还可以用于治疗胸痹心痛，配伍瓜蒌、薤白效果更好；半夏有良好的降逆止呕作用，临床上可用于治疗胃寒呕吐，可以配合生姜、藿香、丁香等，配合黄连入药治疗胃热呕吐，还可以配合灶心土治疗妊娠性呕吐；对于瘰疬、疮疡肿痛、梅核气，因为半夏能化痰散结，因此临床上治疗一些时常引起聚结的瘿瘤，即淋巴结肿大、甲状腺结节，都有很好的效果；半夏可以治疗失眠、抗癌，它的作用往往可以胜过酸枣仁、夜交藤、黄皮核。一切血证及阴虚燥咳、津伤口渴者要忌服半夏，使用半夏用药量不能太大，而且不能时间太久，必须在医生的指导下使用才更安全。

《神农本草经》载半夏："味辛平。主伤寒，寒热，心下坚，下气，喉咽肿痛，头眩胸张，咳逆肠鸣，止汗。一名地文，一名水玉。生川谷。"

《长沙药解》中这样描述半夏：

"味辛，气平，入手太阴肺、足阳明胃经。下冲逆而除咳嗽，降浊阴而止呕吐，排决水饮，清涤涎沫，开胸膈胀塞，消咽喉肿痛，平头上之眩晕，泄心下之痞满，善调反胃，妙安惊悸。

"《伤寒》半夏泻心汤，半夏半升，人参、甘草、干姜、黄芩、黄连各三两，大枣十二枚。治少阳伤寒，下后心下痞满而不痛者。以中气虚寒，胃土上逆，迫于甲木，经气结涩，是以作痞。少阳之经，循胃口而下胁肋，随阳明而下行，胃逆则胆无降路，故与胃气并郁于心胁。甲木化气于相火，君相同气，胃逆而君相皆腾，则生上热。参、甘、姜、枣，温补中脘之虚寒，黄芩、黄连清泄上焦之郁热，半夏降胃气而消痞满也。《金匮》治呕而肠鸣，心下痞者。中气虚寒则肠鸣，胃气上逆则呕吐也。

"《金匮》大半夏汤，半夏二升，人参三两，白蜜一斤，水一斗二升，和蜜扬之二百四十遍，煮，分三服。治胃反呕吐者。以脾阳虚败，水谷不消，而土木郁陷，下窍堵塞，是以不为泄利，而为呕吐。胃以下行为顺，反而逆行，故名胃反。人参补中脘之阳，建其枢轴，白蜜润下窍之结涩，半夏降上逆之胃气也……

"《金匮》半夏厚朴汤，半夏一升，厚朴三两，茯苓四两，生姜五两，苏叶二两。治妇人咽中如有炙脔。以湿旺气逆，血肉凝瘀。茯苓泄其湿，朴、半、姜、苏，降其逆而散其滞也……

"甲木下行而交癸水者，缘于戊土之降。戊土不降，甲木失根，神魂浮荡，此惊悸眩晕所由来也。二火升炎，肺金被克，此燥渴烦躁所由来也。收令不遂，清气堙郁，此吐衄痰嗽所由来也。胆胃逆行，土木壅迫，此痞闷膈噎所由来也。凡此诸症，悉宜温中燥土之药，加半夏以降之。其火旺金热，须用清敛金火之品。然肺为病标而胃为病本，必降戊土，以转火金，胃气不降，金火无下行之路也。半夏辛燥开通，沉重下达，专入胃腑而降逆气。胃土右转，浊瘀扫荡，胃腑冲和，神气归根，则鹤胎龟息，绵绵不绝竭矣。"

2.石膏

石膏味辛，性大寒，归肺、胃经。生用清热泻火，除烦止渴；煅用敛疮生肌，收湿，止血。石膏用于外感热病、高热烦渴、肺热喘咳、胃火亢盛、头痛、牙痛。

《神农本草经》载石膏："味辛微寒。主中风寒热，心下逆气惊喘，口干，苦焦，不能息，腹中坚痛，除邪鬼，产乳，金创。生山谷。"

《长沙药解》中这样说明石膏：

"味辛，气寒。入手太阴肺、足阳明胃经。清金而止燥渴，泄热而除烦躁。

"《伤寒》白虎汤，石膏一斤，知母六两，甘草二两，粳米六两。治太阳伤寒，表解后，表有寒，里有热，渴欲饮水，脉浮滑而厥者。太阳表解之后，阴旺则汗去阳亡而入太阴，阳旺则汗去阴亡而入阳明。表解而见燥渴，是腑热内动，将入阳明也。阳明戊土，从庚金化气而为燥，太阴辛金，从己土化气而为湿。阳旺之家，则辛金不化己土之湿而亦化庚金之燥，胃热未发而肺燥先动，是以发渴。石膏清金而除烦，知母泄火而润燥，甘草、粳米补中化气，生津而解渴也……

"石膏辛凉之性，最清心肺而除烦躁，泻郁热而止燥渴。甚寒脾胃，中脘阳虚者勿服。其诸主治，疗热狂，治火嗽，止烦喘，消燥渴，收热汗，消热痰，住鼻衄，除牙痛，调口疮，理咽痛，通乳汁，平乳痈，解火灼，疗金疮。

"研细，绵裹，入药煎，虚热，煅用。"

3.泽泻

泽泻味甘，性寒，入肾、膀胱经，有利水、渗湿、泄热的功效，治疗小便不利、水肿胀满、呕吐、泻痢、痰饮、脚气、淋病、尿血等疾病。

《神农本草经》载泽泻："味甘寒。主风寒湿痹，乳难消水，养五脏，益气力，肥健。久服耳目聪明，不饥，延年轻身，面生光，能行水上。一名水泻，一名芒芋，一名鹄泻。生池泽。"

《长沙药解》中这样说明泽泻：

"味咸，微寒，入足少阴肾、足太阳膀胱经。燥土泄湿，利水通淋，除饮家之眩冒，疗湿病之燥渴，气鼓水胀皆灵，膈噎反胃俱效。

"《金匮》泽泻汤，泽泻五两，白术二两。治心下有支饮，其人苦冒眩者。以饮在心下，阻隔阳气下降之路。阳不根阴，升浮旋转，故神气昏冒而眩晕。此缘土湿不能制水，故支饮上泛。泽泻泄其水，白术燥其土也。泽泻咸寒渗利，走水府而开闭癃，较之二苓淡渗，更为迅速。五苓、八味、茯苓、泽泻、当归、芍药诸方皆用之，取其下达之速，善决水窦，以泄土湿也。"

4.生姜

生姜味辛，性微温，归肺、脾、胃经，具有解表散寒、温中止呕、化痰止咳、解鱼蟹毒的功效，用于风寒感冒、胃寒呕吐、寒痰咳嗽、鱼蟹中毒。

《长沙药解》中这样说明干姜：

"味辛，性温，入足阳明胃、足太阴脾、足厥阴肝、手太阴肺经。降逆止呕，泻满开郁，入肺胃而驱浊，走肝脾而行滞，荡胸中之瘀满，排胃里之壅遏，善通鼻塞，最止腹痛，调和脏腑，宣达营卫，行经之要品，发表之良药。

"《伤寒》生姜泻心汤，生姜四两，人参三两，甘草三两，大枣十二枚，干姜一两，半夏半升，黄芩三两，黄连一两。治太阳伤寒，汗出表解，胃中不和，干噫食臭，心下痞硬，胁下有水气，腹中雷鸣下利者。以汗后中气虚寒，水谷不消，胃逆脾陷，土木皆郁。脾陷而贼于乙木，则腹中雷鸣而下利。胃逆而迫于甲木，则心下痞硬而噫臭。甲木化气于相火，君相皆升，必生上热。参、甘、姜、枣温补中气之虚寒，黄连、黄芩清泻上焦之郁热，半夏、生姜降浊气之冲逆，消痞硬而止哕噫也。"

5.知母

知母味苦性寒，入肺、胃、肾经，有滋阴降火、润燥滑肠、利大小便之效，属清热下火药。知母主治温热病、高热烦渴、咳嗽气喘、燥咳、便秘、骨蒸潮热、虚烦不眠、消渴淋浊。

《神农本草经》载知母："味苦寒。主消渴，热中，除邪气，肢体浮肿，下水，补不足，益气。"

《长沙药解》中这样说明知母：

"味苦，气寒，入手太阴肺、足太阳膀胱经。清金泄热，止渴除烦。

"《伤寒》白虎汤，方在石膏。《金匮》酸枣仁汤，方在酸枣。桂枝芍药知母汤，方在桂枝。并用之，以其清金而泻火，润燥而除烦也。

"知母苦寒之性，专清心肺而除烦躁，仲景用之，以泄上焦之热也。甚败脾胃而泄大肠，火衰土湿、大便不实者忌之。后世庸工，以此通治内伤诸病，滋水灭火，误人性命，至今未绝。其诸主治，泄大肠，清膀胱。"

（四）乙市用药

1.当归

当归最早出现于《神农本草经》中，是伞形科植物当归的干燥根。当归通常以全当归、当归身、当归尾、当归头、酒当归等入药。当归味甘、辛，性温，归肝、心、脾经，具有补血活血、调经止痛、润肠通便的功效，用于血虚诸证。当归甘温质润，长于补血，是补血之圣药。若气血两虚，常配黄芪、人参补气生血；若血虚、心悸失眠，常与熟地黄、白芍等配伍。调经止痛，用于血虚、血瘀证的月经不调、经闭、痛经等，可以当归补血活血，调经止痛，常与补血调经药同用，如《太平惠民和剂局方》中四物汤，为妇科调经的基础方。当归还有润肠通便作用，用于血虚肠燥便秘，常以当归、肉苁蓉、牛膝、升麻等同用。

当归一般入药煎服，每日用量 5～15g。一般生用，为加强活血作用则酒炒用。当归属甘温润补之品，热盛出血者禁服。月经过多、有出血倾向、阴虚内热、大便溏泄者均不宜服用。孕妇也慎服。

《长沙药解》中这样描述当归：

"味苦、辛，微温，入足厥阴肝经。养血滋肝，清风润木，起经脉之细微，回肢节之逆冷，缓里急而安腹痛，调产后而保胎前，能通妊娠之小便，善滑产妇之大肠，奔豚须用，吐蛔宜加，寒疝甚良，温经最效。

"《伤寒》当归四逆汤，当归三两，芍药三两，细辛二两，通草三两，甘草二两，大枣二十五枚。治厥阴伤寒，手足厥冷，脉细欲绝。以肝司营血，而流于经络，通于肢节，厥阴之温气亏败，营血寒涩，不能充经络而暖肢节。甘草、大枣补脾精以荣肝，当归、芍药养营血而复脉，桂、辛、通草温行经络之寒涩也。

"风静血调，枝干荣滋，则木达而魂安。温气亏乏，根本失养，郁怒而生风燥，精液损耗，本既摇落，体魄伤毁，魂亦飘扬，此肝病所由来也。于是肢寒脉细，肠痛里急，便艰尿涩，经闭血脱，奔豚、吐蛔、寒疝之类，由此生焉。悉当养血以清风燥。

"当归滋润滑泽，最能息风而养血，而辛温之性，又与木气相宜。酸则郁而辛则达，寒则凝而温则畅，自然之理也。血畅而脉充，故可以回逆冷而起细微。木达而土苏，故可以缓急痛而安胎产。"

2.柴胡

柴胡味苦，性微寒，归肝经、胆经、肺经，有和解表里、疏肝、升阳的功效。

《神农本草经》载柴胡："味苦平。主心腹，去肠胃中结气，饮食积聚，寒热邪气，推陈致新。久服，轻身明目益精。一名地熏。"

《长沙药解》中这样说明柴胡：

"味苦，微寒，入足少阳胆经。清胆经之郁火，泄心家之烦热，行经于表里阴阳之间，奏效于寒热往来之会，上头目而止眩晕，下胸胁而消硬满，口苦咽干最效，眼红耳热甚灵。降胆胃之逆，升肝脾之陷，胃口痞痛之良剂，血室郁热之神丹。

"《伤寒》小柴胡汤，柴胡半斤，半夏半升，甘草三两，黄芩三两，人参三两，大枣十二枚，生姜三两。治少阳伤寒中风五六日，往来寒热，胸胁苦满，嘿嘿不欲饮食，心烦喜呕。以少阳之经，居表阳里阴之中，表阳内郁则热来而寒往，里阴外乘则热往而寒来。其经行于胸胁，循胃口而下，逆而上行，戊土被克，胆胃俱逆，土木壅遏，故饮食不纳，胸胁满而烦呕生。少阳顺降，则下温而上清，少阳逆升，则下寒而上热。热胜则传阳明，寒胜则传太阴。柴胡、黄芩清泄半表，使不热胜，而入阳明，参、甘、大枣温补半里，使不寒胜，而入太阴，生姜、半夏，降浊阴之冲逆，而止呕吐也。又治腹中急痛者，以胆胃逼迫，则生痞痛。参、甘、大枣、柴胡、黄芩，内补土虚而外疏木郁也。治妇人中风，经水适断，热入血室，寒热如疟，发作有时者，以经水适断，血室方虚，少阳经热，传于厥阴，而入血室。夜而血室热作，心神挠乱，谵妄不明。外有胸胁痞满，少阳经证。肝胆同气，柴、芩清少阳经中之热，亦即清厥阴血室之热也。"

3.牡丹皮

牡丹皮性微寒，味苦、辛，归心经、肝经、肾经，清热凉血、活血化瘀。用量6～12g，水煎服。用治温毒发斑、吐血衄血、夜热早凉、无汗骨蒸、经闭痛经、痈肿疮毒、跌打伤痛。

《长沙药解》讲牡丹皮：

"达木郁而清风，行瘀血而泄热，排痈疽之脓血，化脏腑之癥瘕。

"《金匮》肾气丸，方在地黄。用之治消渴，小便反多。以肝木藏血而性疏泄，木郁血凝，不能疏泄水道，风生而燥盛，故上为消渴而下为淋涩。及其积郁怒发，一泄而不藏，则膀胱失约而小便不禁。丹皮行血清风，调通塞之宜也。

"鳖甲煎丸方在鳖甲。用之治久疟而为癥瘕。桂枝茯苓丸方在桂枝。用之治妊娠宿有癥瘕。温经汤方在茱萸。用之治带下，瘀血在腹。大黄牡丹皮汤方在大黄。用之治肠痈脓成，其脉洪数，以其消癥瘀而排脓血也。

"牡丹皮辛凉疏利，善化凝血而破宿癥，泄郁热而清风燥。缘血统于肝，肝木遏陷，血脉不行，以致瘀涩，而生风热。血行瘀散，则木达风清，肝热自退也。其诸主治，通经脉，下胞胎，清血热，凉骨蒸，止吐衄，断淋沥，安仆损，续折伤，除癞风，消偏坠。"

4. 桂枝

《长沙药解》中这样讲桂枝：

"味甘、辛，气香，性温，入足厥阴肝、足太阳膀胱经。入肝家而行血分，走经络而达营郁，善解风邪，最调木气，升清阳脱陷，降浊阴冲逆，舒筋脉之急挛，利关节之壅阻，入肝胆而散遏抑，极止痛楚，通经络而开痹涩，甚去湿寒，能止奔豚，更安惊悸。

"《伤寒》桂枝汤，桂枝三两，芍药三两，甘草二两，大枣十二枚，生姜三两。治太阳中风，头痛发热，汗出恶风。以营性发扬，卫性敛闭，风伤卫气，泄其皮毛，是以汗出。风愈泄而卫愈敛，郁遏营血，不得外达，是以发热。甘草、大枣补脾精以滋肝血，生姜调脏腑而宣经络，芍药清营中之热，桂枝达营气之郁也……

"桂枝茯苓丸，桂枝、芍药、丹皮、桃仁、茯苓等分。治妊娠，宿有癥病，胎动漏血。以土虚湿旺，中气不健，胎妊渐长，与癥病相碍，中焦胀满，脾无旋运之路，陷遏乙木，郁而生风，疏泄失藏，以致血漏。木气郁冲，以致胎摇。茯苓泻湿，丹皮、桃仁破癥而消瘀，芍药、桂枝清风而疏木也……

"桂枝辛温发散，入肝脾而行营血。风伤卫气，卫闭而遏营血，桂枝通达经络，泄营郁而发皮毛，故善表风邪。

"肝应春而主生，而人之生气充足者，十不得一。即其有之，亦壮盛而不病，病者皆生气之不足者也。盖木生于水而长于土，水温土燥，阳气升达，而后生气畅茂。水寒土湿，生气失政，于是滞塞而克己土，以其生意不遂，故抑郁而作贼也。肝病则燥涩湮瘀，经脉亦病。木中孕火，其气本温，温气存则菀遏而生风热，温气少则风热不作，纯是湿寒。其湿寒者，生气之衰，其风热者，亦非生气之旺，此肝病之大凡也。

"桂枝温散发舒，性与肝合，得之脏气条达，经血流畅，是以善达脾郁。经脉荣舒，而条风扇布，土气松和，土木双调矣。土治于中，则枢轴旋转，而木气荣和，是以既能降逆，亦可升陷，善安惊悸，又止奔豚。至于调经开闭、疏木止痛、通关逐痹、活络舒筋、噎塞疮痛之类，遗浊淋涩之伦，泄秽、吞酸、便血之属，胎坠、脱肛、崩中、带下之条，皆其所优为之能事也。大抵杂证百出，非缘肺胃之逆，则因肝脾之陷，桂枝既宜于逆，又宜于陷，左之右之，无不宜之，良功莫悉，殊效难详。凡润肝养血之药，一得桂枝，化阴滞而为阳和，滋培生气，畅遂荣华，非群药所能及也。"

（五）癸水用药

1. 牡蛎

《长沙药解》中这样说明牡蛎：

"味咸，微寒，性涩，入手少阴心、足少阴肾经。降胆气而消痞，敛心神而止惊。

"《伤寒》牡蛎泽泻散，牡蛎、泽泻、海藻、蜀漆、葶苈、商陆根、瓜蒌根等分。为散，白饮和服方寸匕。小便利，止服。治大病差后，从腰以下有水气者。大病新瘥，汗下伤中，之后脾阳未复，不能行水，从腰以下，渐有水气。牡蛎、瓜蒌，清金而泄湿，蜀漆、海藻排饮而消痰，泽泻、葶苈、商陆决州都而泄也……

"《金匮》桂枝龙骨牡蛎汤、《伤寒》桂枝甘草龙骨牡蛎汤、桂枝去芍药加蜀漆龙骨牡蛎汤、柴胡加龙骨牡蛎汤诸方并在龙骨。皆用之，以其敛神而止惊也。

"牡蛎咸寒降涩，秘精敛神，清金泄热，安神魂而保精液。凡心悸神惊、遗精盗汗之证皆医，崩中带下，便滑尿数之病俱疗。善消胸胁痞热，缘少阳之经，逆而不降，则胸胁硬满而生瘀热，牡蛎降摄君相之火，甲木下行，经气松畅，硬满自消。一切痰血癥瘕、瘿瘤瘰疬之类，得之则化，软坚消痞，功力独绝，粉身止汗最良。"

2.附子

《长沙药解》中这样解释附子：

"味辛、咸、苦，性温，入足太阴脾、足少阴肾经。暖水燥土，泄湿除寒，走中宫而温脾，入下焦而暖肾，补垂绝之火种，续将断之阳根。治手足厥冷，开脏腑阴滞，定腰腹之疼痛，舒踝膝之挛拘，通经脉之寒瘀，消疝瘕之冷结，降浊阴逆上，能回哕噫，提清阳下陷，善止胀满。

"《伤寒》附子汤，附子二枚，茯苓三两，白术四两，人参二两，芍药二两。治少阴病，身体疼，骨节疼，手足寒，脉沉者。以少阴水旺，阴凝气滞，故骨节疼痛。寒水侮土，脾胃不能温养四肢，故手足厥冷。水寒木陷，故脉沉细。参、术、茯苓培土而泄水，芍药清乙木之风，附子温癸水之寒也。《金匮》治妊娠六七月，子脏开，脉弦发热，其胎愈胀，腹痛恶寒，少腹如扇。以水寒木郁，陷而生风，故少腹如扇，子脏开张，阳气下陷，是以发热恶寒。脾土被克，气滞不通，是以腹痛胎胀。参、术、茯苓培土泄湿，芍药清其风木，附子温其水寒也。

"《伤寒》桂枝加附子汤，桂枝三两，芍药三两，甘草二两，生姜三两，附子一枚（炮去皮，破八片，焙焦），大枣十二枚。治太阳中风，发汗，遂漏不止，恶风，小便难，四肢微急，难以屈伸者。以表阳汗泄，卫虚失敛，是以汗漏水不止。木郁不能行水，是以小便不利。桂枝疏肝木之郁陷，芍药敛风气之疏泄，甘、枣、生姜补土而和中气，附子暖水以益阳根也。

"附子泻心汤，附子一枚，大黄二两，黄连一两，黄芩一两。治太阳伤寒，下后心下痞硬，而复恶寒汗出者。以下伤中气，升降倒行，胆胃俱逆，胃口填塞，故心下痞硬。君相二火，离根上腾，故下寒上热。上热熏蒸，是以汗出。大黄泻胃土之逆，黄连泻心火之逆，黄芩泻胆火之逆，附子温癸水之寒也。

"《金匮》桂枝附子汤，桂枝四两，甘草二两，生姜三两，大枣十二枚，附子三枚（炮，去皮脐）。治风湿相抟，骨节疼痛，不呕不渴，小便不利。以水寒土湿，木气下郁，不能疏泄水道。姜、甘、大枣，和中补土，桂枝疏乙木之郁，附子温癸水之寒也。"

3.龙骨

《神农本草经》载龙骨："味甘平。主心腹，鬼疰，精物老魅，咳逆，泄利，脓血，女子漏下，癥瘕坚结，小儿热气惊痫。齿，主小儿大人惊痫，癫疾狂走，心下结气，不能喘息，诸痉，杀精物。久服轻身，通神明，延年。生山谷。"

《长沙药解》中这样说明龙骨：

"味咸，微寒，性涩，入手少阴心、足少阴肾、足厥阴肝、足少阳胆经。敛神魂而定惊悸，保精血而收滑脱。

"《金匮》桂枝龙骨牡蛎汤，桂枝三两，芍药三两，甘草二两，生姜三两，大枣十二枚，龙骨二两，牡蛎三两。治虚劳，失精血，少腹弦急，阴头寒，目眩发落，脉得芤动微紧虚迟者。凡芤动微紧虚迟之脉，是谓清谷亡血失精之诊，男子得之，则为失精，女子得之，则为梦交。以水寒土湿，风木疏泄，精血失藏故也。相火升泄，则目眩发落。风木郁陷，则少腹弦急。桂枝、芍药达木郁而清风燥，甘、枣、生姜补脾精而调中气，龙骨、牡蛎，敛精血之失亡也。

"《伤寒》桂枝甘草龙骨牡蛎汤，桂枝一两，甘草二两，龙骨二两，牡蛎二两。治太阳伤寒，火逆，下后，因烧针烦躁者。火逆之证，下之亡其里阳，又复烧针发汗，亡其表阳，神气离根，因至烦躁不安。桂枝、甘草疏木郁而培中宫，龙骨、牡蛎敛神气而除烦躁也……

"龙骨蛰藏闭涩之性，保摄精神，安惊悸而敛疏泄，凡带浊遗泄，崩漏吐衄，一切失精亡血之证皆医。断鬼交，止盗汗，除多梦，敛疮口，涩肠滑，收肛脱。

"白者佳，煅，研细用。"

4. 吴茱萸

《神农本草经》载吴茱萸："味辛温。主温中，下气，止痛，咳逆，寒热，除湿血痹，逐风邪，开腠理。根，杀三虫。一名薡。生山谷。"

《长沙药解》中这样说明吴茱萸：

"味辛、苦，性温，入足阳明胃、足太阴脾、足厥阴肝经。温中泄湿，开郁破凝，降浊阴而止呕吐，升清阳而断泄利。

"《伤寒》吴茱萸汤，吴茱萸一升，人参三两，生姜六两，大枣十二枚。治阳明伤寒，食谷欲呕者。胃气顺降，则纳而不呕，胃气逆升，则呕而不纳。人参、大枣，培土而补中，吴茱萸、生姜，温胃而降逆也。治厥阴病，干呕，吐涎沫，头痛者。以土虚木郁，中气被贼，胃逆不降，浊气上冲，是以头痛干呕。湿气凝瘀，是以常吐涎沫。人参、大枣，培土而补中，茱萸、生姜，降逆而疏木也。治少阴病，吐利，手足厥冷，烦躁欲死者。以寒水侮土，脾陷胃逆，则吐利兼作。中气亏败，四肢失温，则手足厥冷。坎阳离根，散越无归，则烦躁欲死。人参、大枣培土而补中，茱萸、生姜降逆而升陷也。《金匮》治呕而胸满者。以中虚胃逆，浊气冲塞，故呕而胸满。人参、大枣培土而补中，茱萸、生姜，降逆而泻满也。"

5. 何首乌

《玉楸药解》载何首乌：

"味甘，性涩，气平，入足厥阴肝经。养血荣筋，息风润燥，敛肝气之疏泄，遗精最效，舒筋脉之拘挛，偏枯甚良，瘰疬痈肿皆消，崩漏淋漓俱止，消痔至妙，截疟如神。

"何首乌滋益肝血，荣舒筋脉，治中风左半偏枯之病甚佳。辅以燥土暖水之味，佐以疏木导经之品，绝有奇功，而不至助湿败脾，远胜地黄、龟胶之类。方书谓其黑发乌须，悦颜却老，理颇不虚。盖阴者，阳之宅也，肝血温升，生化魂神，血败则温气亡泄，魂神脱矣，未有宫室毁坏而主人无恙者也。

"何首乌滋肝养血，则魂神畅茂，长生延年，理有必至。

但宜加以扶阳之药，不可参以助阴之品。庸工开补阴之门，龟、地之杀人多矣。

"米泔换浸一两天，铜刀切片，黑豆拌匀，砂锅蒸晒数次。"

6. 肉苁蓉

肉苁蓉味甘、咸，性温，归肾、大肠经。其能补肾阳，益精血，润肠道，主肾阳虚衰、精血不足之阳痿、遗精、白浊、尿频余沥、腰痛脚弱、耳鸣目花，女性月经愆期、宫寒不孕，以及肠燥便秘。

《玉楸药解》载肉苁蓉：

"味甘、咸，气平，入足厥阴肝、足少阴肾、手阳明大肠经。暖腰膝，健骨肉，滋肾肝精血，润肠胃结燥。

"凡粪粒坚小，形如羊屎，此土湿木郁，下窍闭塞之故。谷滓在胃，不得顺下，零星传送，断落不联，历阳明大肠之燥，炼成颗粒，秘涩难通。总缘风木枯槁，疏泄不行也，一服地黄、龟胶，反益土湿，中气愈败矣。

"肉苁蓉滋木清风，养血润燥，善滑大肠而下结粪。其性从容不迫，未至滋湿败脾，非诸润药可比。方书称其补精益髓，悦色延年，理男子绝阳不兴，女子绝阴不产，非溢美之词。"

（六）丁火用药

1. 黄连

《神农本草经》载黄连："味苦寒。主热气，目痛，眦伤，泣出，明目，肠澼，腹痛，下利，妇人阴中肿痛。久服，令人不忘。一名王连。生川谷。"

《长沙药解》中这样说明黄连：

"味苦，性寒，入手少阴心经。清心退热，泻火除烦。

"《伤寒》黄连汤，黄连三两，桂枝三两，甘草三两，干姜三两，人参二两，大枣十二枚，半夏半升。治太阴伤寒，胸中有热，胃中有邪气，腹中痛，欲呕吐者。以中气虚寒，木邪克土，脾陷而贼于乙木，故腹中痛，胃逆而贼于甲木，故欲呕吐。君火不降，故胸中有热。姜、甘、参、枣温中而补土，桂枝达乙木而止疼，半夏降戊土而止呕，黄连清君火而泄热也……

"《金匮》黄连粉，黄连，研末，水调服。治浸淫疮。以土湿火升，郁生上热，湿热浸淫，结为毒疮。从口而走四肢则生，从四肢而入口则死。黄连泄湿热之浸淫也……

"火蛰于土，土燥则火降而神清，土湿则火升而心烦。黄连苦寒，泻心火而除烦热，君火不降，湿热烦郁者宜之。土生于火，火旺则土燥，火衰则土湿，凡太阴之湿，皆君火之虚也。虚而不降，则升炎而上盛。其上愈盛，其下愈虚，当其上盛之时，即其下虚之会。故仲景黄连清上诸方，多与温中暖下之药并用，此一定之法也。凡泻火清心之药，必用黄连，切当中病即止，不可过剂，过则中下寒生，上热愈甚。庸工不解，以为久服黄连，反从火化，真可笑也。"

2. 栀子

《神农本草经》载栀子："味苦寒。主五内邪气，胃中热气面赤，酒疱，皶鼻，白癞，赤癞，创疡。一名木丹。生川谷。"

《长沙药解》中这样说明栀子：

"味苦，性寒，入手少阴心、足太阴脾、足厥阴肝、足太阳膀胱经。清心火而除烦郁，泻脾土而驱湿热，吐胸膈之浊瘀，退皮肤之熏黄。

"《伤寒》栀子干姜汤，栀子十四枚，干姜二两。煎，分三服。得吐，止后服。治太阳伤寒，大下后，身热不去，微烦者。大下败其中气，浊阴上逆，瘀生腐败，阻隔君火，身热心烦。干姜降逆而温中，栀子吐浊瘀而除烦热也。

"栀子厚朴汤，栀子十四枚，厚朴四两，枳实四枚。煎，分二服。得吐，止后服。治伤寒下后，心烦腹满，卧起不安者。以下伤土气，中脘郁满，阳明不降，浊阴上逆，陈菀填塞，阻隔君火，烦躁不宁。枳、朴泻满而降逆，栀子吐浊瘀而除烦也……

"栀子苦寒，清心火而除烦热，烦热既去，清气下行，则浊瘀自涌。若热在膀胱，则下清水道，而开淋涩。盖厥阴乙木，内孕君火，膀胱之热，缘乙木之遏陷，亦即君火之郁沦也。善医黄疸者，以此。"

（七）辛金用药

1.黄芩

《神农本草经》载黄芩："味苦平。主诸热黄疸，肠澼泄利，逐水，下血闭、恶创疽蚀火疡。一名腐肠。生川谷。"

《长沙药解》这样说明黄芩：

"味苦，气寒，入足少阳胆、足厥阴肝经。清相火而断下利，泄甲木而止上呕，除少阳之痞热，退厥阴之郁蒸。

"《伤寒》黄芩汤，黄芩三两，芍药二两，甘草一两，大枣十二枚，若呕者，加半夏半升，生姜三两。治太阳少阳合病，自下利者。以太阳而传少阳，少阳经气内遏，必侵克戊土，而为呕利。逆而不降，则壅逼上脘而为呕，降而不舒，则郁迫下脘而为利。利泄胃阳，则入太阴之脏，利亡脾阴，则传阳明之腑。少阳以甲木而化相火，易传阳明而为热。甘草、大枣，补其脾精。黄芩、芍药泻其相火也。"

2.百合

《神农本草经》载百合："味甘平。主邪气腹胀心痛，利大小便，补中益气。生川谷。"

《长沙药解》中这样描述百合：

"味甘、微苦，微寒，入手太阴肺经。凉金泄热，清肺除烦。

"《金匮》百合知母汤，百合七枚，知母二两。治百合病发汗后者。伤寒之后，邪气传变，百脉皆病，是为百合。其证眠食俱废，吐利皆作，寒热难分，坐卧不安，口苦便赤，心烦意乱，不能指其为何经何脏之病也。然百脉之气，受之于肺，肺者，百脉之宗也，是宜清肺。其在发汗之后者，津枯而金燔，百合清肺而生津，知母凉金而泄热也。"

3.麦冬

《神农本草经》载麦冬："味甘平。主心腹结气，伤中伤饱，胃络脉绝，羸瘦短气。久服轻身，不老不饥。生川谷及堤阪。"

《长沙药解》中这样描述麦冬：

"味甘，微凉，入手太阴肺、足阳明胃经。清金润燥，解渴除烦，凉肺热而止咳，降心火而安悸。

"《金匮》麦门冬汤，麦冬半斤，半夏一升，粳米三合，人参二两，甘草一两，大枣十二枚。治咳嗽，火逆上气，咽喉不利。以肺胃上逆，相火刑金，麦冬、半夏清金泻火而降逆，甘、枣、参、粳补中化气而生津也……

"麦冬清凉润泽，凉金泄热，生津除烦，泽枯润燥之上品。然无益中虚肺热之家，率因阳衰土湿，中气不运，胃胆上逆，相火刑金，原非实热之证。盖土湿胃逆，则肺胆不得右降，以土者四象之中气，毂败则轴折，轮辐不转，自然之理。戊土上壅，浊气填塞，肺胆无下降之路，此相火刑金之原也。金受火刑，失其清肃降敛之性，嗽喘吐衄，于是生焉。但服清润，阴旺湿滋，中气愈败，胃土更逆，上热弥增。是以虚劳淹滞，非无上热，而清金润肺之法，绝不能效，以救其标而伤其本也。此宜金土同医，故仲景用麦冬，必与参、甘同剂。麦冬而得人参，清金益气，生津化水，雾露泛洒，心肺肃凉，洗涤烦躁之法，至为佳妙也。其诸主治，安魂魄，除烦悸，疗喉疮，治肺痿，解消渴，平咳嗽，止吐衄，下痰饮，利水湿，消浮肿，下乳汁，通经水。"

4. 五味子

《神农本草经》载五味子："味酸温。主益气，咳逆上气，劳伤羸瘦，补不足，强阴，益男子精。生山谷。"

《长沙药解》中这样描述五味子：

"味酸、微苦、咸，气涩，入手太阴肺经。敛辛金而止咳，收庚金而住泄，善收脱陷，最下冲逆。

"《伤寒》小青龙汤，方在麻黄。治太阳伤寒，心下有水气，干呕，发热而咳。用五味、干姜、细辛敛肺降逆，以止咳嗽。

"小柴胡汤，方在柴胡，治少阳伤寒。若咳者，去人参、大枣、生姜，加五味、干姜。真武汤，方在茯苓。治少阴病，内有水气，腹痛下利。若咳者，加五味半斤，细辛、干姜各一两。四逆散，方在甘草。治少阴病，四逆咳者，加五味、干姜各五分，并主下利。《金匮》厚朴麻黄汤，方在厚朴。射干麻黄汤，方在射干。并用之以治咳嗽。小青龙汤，治痰饮咳逆，饮去咳止，气从少腹上冲胸咽者，以桂苓五味甘草汤治其气冲。咳嗽冲逆者，辛金之不敛也，泄利滑溏者，庚金之不敛也。五味酸收涩固，善敛金气，降辛金之上冲而止咳逆，升庚金之下脱而止滑泄，一物而三善备焉。金收则水藏，水藏则阳秘，阳秘则上清而下温，精固而神宁，是亦虚劳之要药也。"

5.杏仁

《神农本草经》载杏仁："味甘温。主咳逆上气，雷鸣，喉痹下气，产乳，金创，寒心，贲豚。生川谷。"

《长沙药解》中这样说明杏仁：

"味甘、苦，入手太阴肺经。降冲逆而开痹塞，泄壅阻而平喘嗽，消皮腠之浮肿，润肺肠之枯燥，最利胸膈，兼通经络。

"《金匮》茯苓杏仁甘草汤，茯苓三两，杏仁五十个，甘草一两。治胸中痹塞，短气。以土湿胃逆，浊气冲塞，肺无降路，是以短气。茯苓泻湿而消满，杏仁破壅而降逆，甘草补中而培土也。薯蓣丸，方在薯蓣。文蛤汤，方在文蛤。厚朴麻黄汤，方在厚朴。皆用之以降逆也。

"肺主藏气，气降于胸膈而行于经络，气逆则胸膈闭阻，而生喘咳。脏病而不能降，因以痞塞，经病而不能行，于是肿痛。杏仁疏利开通，破壅降逆，善于开痹而止喘，消肿而润燥，调理气分之郁，无以易此。其诸主治，治咳逆，疗失音，止咯血，断血崩，杀虫䘌，除齄刺，开耳聋，去目翳，平胬肉，消停食，润大肠，通小便。种种功效，缘其降浊消郁之能事也。"

6.浮萍

《玉楸药解》载："味辛，微寒，入手太阴肺经。发表出汗，泻湿清风。浮萍辛凉发表，治瘟疫斑疹，疗肌肉麻痹，中风㖞斜瘫痪，医痈疽热肿、瘾疹瘙痒、杨梅、粉刺、汗斑皆良，利小便闭癃，消肌肤肿胀，止吐衄，长须发。"

7.橘皮

《神农本草经》橘皮载："味辛温。主胸中瘕热逆气，利水谷。久服，去臭下气通神，一名橘皮。生川谷。"

《长沙药解》中这样说明橘皮：

"味辛、苦，入手太阴肺经。降浊阴而止呕哕，行滞气而泻郁满，善开胸膈，最扫痰涎。

"《金匮》橘皮汤，橘皮四两，生姜八两。用以治干呕哕，而手足厥者。以胃土上逆，浊气熏冲，故生呕哕。中气堙郁，不能四达，故手足厥冷。橘皮破壅塞而扫瘀浊，生姜降冲逆而行凝滞也。

"橘皮竹茹汤，橘皮二升，竹茹二升，生姜半斤，甘草五两，人参一两，大枣三十枚。治哕逆者。以土衰胃逆，浊阴不降。甘、枣、人参补中气以培土。橘、姜、竹茹，降浊阴而行滞也。

"橘枳生姜汤，橘皮一升，生姜半斤，枳实三两。治胸中痹塞，短气。以胃土逆升，浊气痞塞，肺无降路，是以短气。橘、姜破壅塞而降浊阴。枳实泻痞满而扫瘀腐也。《外台》茯苓散，方在茯苓。即于橘枳生姜汤加参、术、茯苓，以治痰饮，补泻并行，可谓妙矣。

"橘皮辛散之性，疏利通畅，长于降浊止呕，行滞消痰，而和平条达，不至破气而损正，行郁理气之佳药也。其诸主治，疗吹奶，调乳痈，除疟疾，消癥瘕，行胶痰，磨宿谷，利小便，通大肠，理嘈杂，治淋痢，下鱼骨鲠，杀寸白虫，总缘善行滞气也。"

8.贝母

《神农本草经》载贝母："味辛平。主伤寒烦热，淋沥邪气，疝瘕，喉痹，乳难，金创，风痉。一名空草。"

《长沙药解》中这样说明贝母：

"味苦，微寒，入手太阴肺经。清金泄热，消郁破凝。

"《伤寒》二白散，方在桔梗。《金匮》当归贝母苦参丸，方在当归。并用之，以其清金而泄热也。

"贝母苦寒之性，泄热凉金，降浊消痰，其力非小，然轻清而不败胃气，甚可嘉焉。其诸主治，疗喉痹，治乳痈，消瘿瘤，去腐肉，点翳障，敷疮痛，止吐衄，驱痰涎，润心肺，解燥渴，清烦热，下乳汁，除咳嗽，利水道。"

9. 紫苏叶

《长沙药解》中这样说明紫苏叶：

"味辛，入手太阴肺经。降冲逆而驱浊，消凝滞而散结。

"《金匮》半夏厚朴汤，方在半夏。用之治妇人咽中如有炙脔，以其降浊而散滞也。

"苏叶辛散之性，善破凝寒而下冲逆，扩胸腹而消胀满，故能治咽中瘀结之证，而通经达脉，发泄风寒，双解中外之药也。其诸主治，表风寒，平喘嗽，消痈肿，安损伤，止失血，解蟹毒。"

10. 麻黄

《神农本草经》载麻黄："味苦温。主中风伤寒头痛温疟，发表，出汗，去邪热气，止咳逆上气，除寒热，破癥坚积聚。一名龙沙。"

《长沙药解》中这样说明麻黄：

"味苦、辛，气温，入手太阴肺经经、足太阳膀胱经。入肺家而行气分，开毛孔而达皮部，善泄卫郁，专发寒邪。治风湿之身痛，疗寒湿之脚肿，风水可驱，溢饮能散，消咳逆肺胀，解惊悸心忡。

"《伤寒》麻黄汤，麻黄三两，桂枝二两，甘草一两，杏仁七十枚。治太阳伤寒，头痛恶寒，无汗而喘。以卫性敛闭，营性发扬，寒伤营血，闭其皮毛，是以无汗。肺气壅遏，是以发喘。寒愈闭而营愈发，裹束卫气，不得外达，是以恶寒。甘草保其中气，桂枝发其营郁，麻黄泄其卫闭，杏仁利其肺气，降逆而止喘也……

"麻黄发表出汗，其力甚大，冬月伤寒，皮毛闭塞，非此不能透发。一切水湿痰饮，淫溢于经络关节之内，得之霍然汗散，宿病立失。但走泄真气，不宜虚家。汗去阳亡，土崩水泛，阴邪无制，乘机发作，于是筋肉瞤动，身体振摇，惊悸奔豚诸证风生，祸变非常，不可不慎！

"盖肾主五液，入心为汗，非血不酿，非气不酝，非水不变，非火不化。鼎沸而露滴者，水热而气暖也；身劳而出汗者，火动而血蒸也。汗出而温气发泄，是以战栗而振摇。所谓夺汗者无血，夺血者无汗，以其温气之脱泄，非谓汗血之失亡。

"阳者，阴之神魂；阴者，阳之体魄。体魄者，神魂之宫室，神魂者，宫室之主人。上士重其人而轻其宫，人存而宫亦修；下士贱其主而贵其室，主亡而室亦坏矣。

"煮，去沫用。

"根节止汗，发表去其根节，敛表但用根节。"

（八）甲亥用药

芍药

胆火刑金，用芍药、贝母以清胆肺。

《神农本草经》载芍药："味苦平。主邪气腹痛，除血痹，破坚积寒热，疝瘕，止痛，利小便，益气。生川谷及丘陵。"

《长沙药解》中这样说明芍药：

"味酸、微苦、微寒，入足厥阴肝、足少阳胆经。入肝家而清风，走胆腑而泄热。善调心中烦悸，最消腹里痛满，散胸胁之痞热，伸腿足之挛急。吐衄悉瘳，崩漏胥断，泄痢与淋带皆灵，痔漏共瘰疬并效。

"《伤寒》桂枝加芍药汤，桂枝三两，甘草二两，大枣十二枚，生姜三两，芍药六两。治太阳伤寒，下后腹满痛，属太阴者。以木养于土，下败脾阳，己土湿陷，乙木遏郁，而生风燥，侵克己土，是以腹痛。木贼土困，便越二阳，而属太阴。姜、甘、大枣补土和中，桂枝达肝气之郁，加芍药清风木之燥也。"

（九）血类用药

1.牡丹皮

《神农本草经》载牡丹皮："味苦辛寒。主寒热，中风，瘛疭，痉，惊痫，邪气，除癥坚，瘀血留舍肠胃，安五脏，疗痈创。一名鹿韭，一名鼠姑。生山谷。"

《长沙药解》中这样描述牡丹皮：

"味苦、辛，微寒，入足厥阴肝经。达木郁而清风，行瘀血而泄热，排痈疽之脓血，化脏腑之癥瘕。

"《金匮》肾气丸，方在地黄。用之治消渴，小便反多。以肝木藏血而性疏泄，木郁血凝，不能疏泄水道，风生而燥盛，故上为消渴而下为淋涩。及其积郁怒发，一泄而不藏，则膀胱失约而小便不禁。丹皮行血清风，调通塞之宜也。

"牡丹皮辛凉疏利，善化凝血而破宿癥，泄郁热而清风燥。缘血统于肝，肝木遏陷，血脉不行，以致瘀涩而生风热。血行瘀散，则木达风清，肝热自退也。其诸主治，通经脉，下胞胎，清血热，凉骨蒸，止吐衄，断淋沥，安扑损，续折伤，除癞风，消偏坠。"

2.丹参

《玉楸药解》载丹参："味甘，气平，入足厥阴肝经。行血破瘀，通经止痛。丹参调经安胎，磨坚破滞，一切痈疽、痂癞、瘿瘤、疥癣、崩漏皆良。《本草》谓其破宿血，生新血，落死胎，疏通血脉，治脚膝痿痹。走及奔马，行血之良品也。"

3.桃仁

《长沙药解》中这样说明桃仁：

"味甘、苦、辛，入足厥阴肝经。通经而行瘀涩，破血而化癥瘕。

"《伤寒》桃核承气汤，桃仁五十枚，甘草、桂枝、芒硝各一两，大黄四两。治太阳伤寒，热结膀胱，其人如狂，外证已解，但小腹急结者。太阳为膀胱之经，膀胱为太阳之腑，太阳表证不解，经热内传，结于膀胱之腑，血室瘀蒸，其人如狂，是宜攻下。若外证未解，不可遽下，俟其表热汗散，但只小腹急结者，乃用下法。甘草补其中气，桂枝、桃仁行经脉而破凝瘀，芒硝、大黄泄郁热而下积血也……

"桃仁辛苦滑利，通经行血，善润结燥而破癥瘀。其诸主治，止咳逆，平喘息，断崩漏，杀虫蠹，疗心痛，医腹痛，通经闭，润便燥，消心下坚积，止阴中肿痒，缩小儿癫疝，扫男子牙血。"

4.侧柏叶

《长沙药解》中这样说明侧柏叶：

"味苦、辛，涩，入手太阴肺经。清金益气，敛肺止血。

"《金匮》柏叶汤，柏叶三两，干姜三两，艾三把，马通汁一升。治吐血不止者。以中虚胃逆，肺金失敛，故吐血不止。干姜补中而降逆，柏、艾、马通敛血而止吐也。

"血生于木而摄于金，庚金不收，则下脱于便尿；辛金不降，则上溢于鼻口。柏叶秉秋金之收气，最能止血，缘其善收土湿。湿气收则金燥而自敛也。其诸主治，止吐衄，断崩漏，收便血，除尿血，敷烧灼，润须发，治历节疼痛。"

5. 白茅根

《玉楸药解》中载白茅根：

"味甘，微寒，入手太阴肺、足太阳膀胱经。清金止血，利水通淋。

"白茅根清金利水，敛血通经，治喘哕烦渴，吐衄崩漏，经闭溺涩，水肿黄疸。

"初生茅针，止衄血便血，收金疮流血，清肿败毒，下水溃痈。酒煎服，一针溃一孔，二针溃二孔。

"花，止吐血，治金疮流血。"

6. 阿胶

《神农本草经》载阿胶："味甘平。主心腹内崩，劳极洒洒如疟状，腰腹痛，四肢酸疼，女子下血，安胎。久服轻身益气。一名傅致胶。"

《长沙药解》中这样说明阿胶：

"味平，入足厥阴肝经。养阴荣木，补血滋肝，止胞胎之阻疼，收经脉之陷漏，最清厥阴之风燥，善调乙木之疏泄。

"胶姜汤，阿胶、干姜。原方阙载，今拟加甘草、大枣、生姜、桂枝。治妇人经脉陷下，滴漏墨色。以脾肾阳亏，风木郁陷，经寒血漏，色败而黑。阿胶滋风木而止疏泄，干姜温经脉而收陷漏也。

"乙木生于癸水而长于己土，水温土燥，则木达而血升，水寒土湿，则木郁而血陷。木气抑遏，不得发扬，于是怫郁而生风燥。凡诸腹痛里急、崩漏淋利之证，无不以此。风木之性，专于疏泄，泄而未遂，则梗涩不行，泄而太过，则注倾而下。阿胶息风润燥，养血滋阴，猪苓，方在猪苓。薯蓣，方在薯蓣。黄土，方在黄土。温经，方在茱萸。白头翁，方在白头翁。炙甘草，方在甘草。鳖甲煎，方在鳖甲。黄连阿胶，方在黄连。大黄甘遂，方在大黄。诸方皆用之，以滋乙木之风燥也。其性滋润凝滞，最败脾胃而滑大肠，阳衰土湿、饮食不消、胀满溏滑之家，甚不相宜。必不得已，当辅以姜、桂、二苓之类。

"蛤粉炒，研用。"

7. 生地黄

《神农本草经》载生地黄："味甘寒。主折跌绝筋，伤中，逐血痹，填骨髓，长肌肉。作汤，除寒热积聚，除痹，生者尤良。久服，轻身不老。一名地髓，生川泽。"

《长沙药解》中这样说明生地黄：

"味甘、微苦，入足太阴脾、足厥阴肝经。凉血滋肝，清风润木，疗厥阴之消渴，调经脉之结代。滋风木而断疏泄，血脱甚良，泽燥金而开约闭，便坚亦效……

"地黄滋润寒凉，最滑大便，火旺土燥者宜之。伤寒阳明病，腑燥便结，多服地黄浓汁，滋胃滑肠，胜用承气。鲜者尤捷，故百合地黄汤以之泄脏腑瘀浊，其力几同大黄。温疫、疹病之家，营郁内热，大用生地，壮其里阴，继以表药发之，使血热外达，皮肤斑生，亦为要物。血热不得透泄，以致经络郁热，而生痂癞，是为癞风，用生地于表散之中，清经热以达皮毛，亦为良品。水旺土湿者，切不可服。"

8.玄参

《玉楸药解》载玄参："味甘，微苦，入手太阴肺、足少阴肾经。清肺金，生肾水，涤心胸之烦热，凉头目之郁蒸。瘰疬、斑疹、鼻疮、喉痹皆医。玄参清金补水，凡疮疡热痛、胸膈燥渴、溲便红涩、膀胱癃闭之证俱善。清肺与陈皮、杏仁同服。利水合茯苓、泽泻同服。轻清飘洒，不寒中气，最佳之品。"

9.鳖甲

《神农本草经》载鳖甲："味咸平。主心腹癥瘕坚积，寒热。去痣息肉、阴蚀、痔、恶肉。生池泽。"

《长沙药解》中这样描述鳖甲：

"味咸，气腥，入足厥阴肝、足少阳胆经。破癥瘕而消凝瘀，调痈疽而排脓血。

"《金匮》鳖甲煎丸，鳖甲十二分，柴胡六分，黄芩三分，人参一分，半夏一分，桂枝三分，芍药五分，阿胶三分，干姜三分，大黄三分，厚朴三分，葶苈一分，石韦三分，瞿麦二分，赤硝十二分，桃仁二分，丹皮五分，乌扇三分，紫葳三分，蜣螂六分，鼠妇三分，蜂窠四分，䗪虫五分。为末，煅，灶下灰一斗，清酒一斛五斗，浸灰，候酒尽一半，入鳖甲，煎化，取汁，入诸药中，煎为丸，梧桐子大，空心服七丸，日进三服。治病疟一月不差，结为癥瘕。以寒湿之邪，客于厥阴少阳之界，阴阳交争，寒热循环。本是小柴胡加桂姜证，久而不解，经气痞塞，结于胁下，而为癥瘕，名曰疟母。此疟邪埋根，不可不急治之也。鳖甲行厥阴而消癥瘕，半夏降阳明而松痞结，柴胡、黄芩，清泄少阳之表热，人参、干姜温补太阴之里寒，此小柴胡之法也。桂枝、胶、芍，疏肝而润风燥，此桂枝之法也。大黄、厚朴，泻胃而清郁烦，此承气之法也。葶苈、石韦、瞿麦、赤硝，利水而泄湿，丹皮、桃仁、乌扇、紫葳、蜣螂、鼠妇、蜂窠、䗪虫破瘀血而消癥也。

"升麻鳖甲汤，方在升麻，用之治阳毒、阴毒，以其排脓秽而行血瘀也。

"鳖甲化瘀凝，消癥瘕而排脓血，其诸主治，下奔豚，平肠痛，疗沙淋，治经漏，调腰痛，敷唇裂，收口疮不敛，消阴头肿痛。

"醋炙焦，研细用。"

10. 䗪虫

《神农本草经》载："味咸寒。主心腹寒热洗洗，血积癥瘕，破坚，下血闭，生子大良。一名地鳖。生川泽。"

《长沙药解》中这样说明䗪虫：

"味咸，微寒，入足厥阴肝经。善化瘀血，最补损伤。

"《金匮》鳖甲煎丸，方在鳖甲。用之治病疟日久，结为癥瘕。大黄䗪虫丸方在大黄，用之治虚劳腹满，内有干血。下瘀血汤方，在大黄。用之治产后腹痛，内有瘀血。土瓜根散，方在土瓜根。用之治经水不利，少腹满痛，以其消癥而破瘀也。

"䗪虫咸寒疏利，专破癥瘀，兼补伤损。其诸主治，疗折伤，续筋骨。"

（十）气类用药

1. 桔梗

《神农本草经》载桔梗："味辛微温。主胸胁痛如刀刺，腹满，肠鸣幽幽，惊恐悸气。生山谷。"

《长沙药解》中这样说明桔梗：

"味苦、辛，入手太阴肺经。散结滞而消肿硬，化凝郁而排脓血，疗咽痛如神，治肺痈至妙，善下冲逆，最开壅塞。

"《伤寒》桔梗汤，桔梗二两，甘草二两。治少阴病，咽痛者。以少阴肾脉，循喉咙而挟舌本，少阴心脉，挟咽而击目系。少阴病则癸水上冲，丁火不降，郁热抟结而生咽痛。桔梗开冲塞而利咽喉，生甘草泄郁热而缓迫急也。通脉四逆汤，方在甘草。治少阴病，下利脉微。咽痛者，去芍药，加桔梗一两，亦此法也。《金匮》以治肺痈，咳而胸满，振寒脉数，咽干不渴，时出浊唾腥臭，久而吐脓如米粥者。以肺气壅塞，湿热淫蒸，浊瘀腐败，化而为脓。桔梗破壅塞而行腐败，生甘草泄郁热而清肺金也……

"桔梗苦泄辛通，疏利排决，长于降逆而开结，消瘀而化凝，故能清咽喉而止肿痛，疗疮疽而排脓血。其诸主治，清头面，理目痛，通鼻塞，疗口疮，止气喘，平腹胀，调痢疾，破血瘀，皆降逆疏壅之力也。"

2.人参

《神农本草经》载："味甘微寒。主补五脏，安精神，定魂魄，止惊悸，除邪气，明目，开心益智。久服轻身延年。一名人衔，一名鬼盖。生山谷。"

《长沙药解》中这样说明人参：

"味甘、微苦，入足阳明胃、足太阴脾经。入戊土而益胃气，走己土而助脾阳，理中第一，止渴非常，通少阴之脉微欲绝，除太阴之腹满而痛，久利亡血之要药，盛暑伤气之神丹。

"《金匮》人参汤，人参、白术、甘草、干姜各三两，即理中汤。治胸痹心痞，气结在胸，胸满，胁下逆抢心。以中气虚寒，脾陷胃逆，戊土迫于甲木，则胸中痞结，己土逼于乙木，则胁下逆抢。甘草、白术培土而燥湿，姜、参温中而扶阳，所以转升降之轴也……

"人参气质淳厚，直走黄庭，而补中气。中气健运，则升降复其原职，清浊归其本位，上下之呕泄皆止，心腹之痞胀俱消。仲景理中汤、丸，用之以消痞痛而止呕泄，握其中枢，以运四旁也……由中气以及四维，左而入肝，右而入肺，上而入心，下而入肾，无往不宜。但入心则宜凉，入肾则宜热，入肺胃则宜清降，入肝脾则宜温升，五脏自然之气化，不可违也。

"中气者，经络之根本，经络者，中气之枝叶，根本既茂，枝叶自荣，枝叶若萎，根本必枯。肝脾主营，肺胃主卫，皆中气所变化也。凡沉、迟、微、细、弱、涩、结、代之诊，虽是经气之虚，而实缘中气之败，仲景四逆、新加、炙甘草方在甘草。皆用人参，补中气以充经络也。"

3.黄芪

《神农本草经》载黄芪："味甘微温。主痈疽久败创，排脓止痛，大风，痢疾，五痔，鼠瘘，补虚，小儿百病。一名戴糁。生山谷。"

《长沙药解》中这样描述黄芪：

"味甘，气平，入足阳明胃、手太阴肺经。入肺胃而补气，走经络而益营，医黄汗血痹之证，疗皮水风湿之疾，历节肿痛最效，虚劳里急更良，善达皮腠，专通肌表。

"《金匮》黄芪芍药桂酒汤，黄芪五两，芍药三两，桂枝三两，苦酒一升。治黄汗身肿，发热汗出而渴，汗沾衣，色黄如柏叶，脉自沉者。以汗出入水，水从窍入，淫泆于经络之间，阻其卫气，壅而为肿。卫气不行，遏其营血，郁而为热。脾为己土，肌肉司焉，水气浸淫，肌肉滋湿，营行经络之中，遏于湿土之内，郁热熏蒸，化而为黄。营秉肝气，而肝司五色，入脾为黄，营热蒸发，卫不能闭，则开其皮毛，泄为黄汗，缘营血闭遏，而木郁风动，行其疏泄之令也。风热消铄，津液耗伤，是以发渴。木气遏陷，不得升达，是以脉沉。黄芪走皮毛而行卫郁，桂枝走经络而达营郁，芍药、苦酒泻营热而清风木也……

"肝脾左旋，癸水温升而化血，肺胃右转，丁火清降而化气。血司于肝，其在经络则曰营，气司于肺，其在经络则曰卫。营行脉中，为卫之根，卫行脉外，为营之叶。营卫周行，一日五十度，阴阳相贯，如环无端。其流溢之气，内溉脏腑，外濡腠理。营卫者，气血之精华者也。《二十二难》：脉有是动，有所生病。是动者，气也，所生病者，血也。气主煦之，血主濡之，气留而不行者，气先病也，血滞而不濡者，血后病也。血阴而气阳，阴静而阳动，阴则内守，阳则外散，静则不辟，动则不阖。而卫反降敛，以其清凉而含阴魄，营反温升，以其温暖而抱阳魂也。卫本动也，有阴以阖之，则动者化而为降敛。营本静也，有阳以辟之，则静者变而为升发。然则血之温暖，气煦之也，营之流动，卫运之也，是以气有所动，则血病生焉。气冷而后血寒，卫梗而后营瘀，欲调血病，必益血中之温气，欲调营病，必理营外之卫阳。卫气者，逆则不敛，陷则不发，郁则不运，阻则不通，是营血受病之原也。黄芪清虚和畅，专走经络，而益卫气。逆者敛之，陷者发之，郁者运之，阻者通之，是燮理卫气之要药，亦即调和营血之上品。辅以姜、桂、芍药之类，奏功甚捷，余药不及也。

"五行之气，凉则收而寒则藏，气之清凉而收敛者，秉金气也。黄芪入肺胃而益卫气，佐以辛温则能发，辅以酸凉则善敛，故能发表而出汗，亦能敛表而止汗。小儿痘病，卫为营闭，不得外泄。卫旺则发，卫衰则陷，陷而不发者，最宜参、芪，助卫阳以发之。凡一切疮疡，总忌内陷，悉宜黄芪。

"蜜炙用。生用微凉，清表敛汗宜之。"

二、临床病例集锦

【病例一】

魏某，2015年1月9日初诊。症状：肺部隐痛，咳嗽，食欲差，气短，失眠，二便正常，舌质暗红，苔薄黄，脉细数，做过两次化疗。

西医诊断：肺癌。

中医诊断：肺积。

证型：肺肾阴虚。

治法：滋阴润肺，扶正固本。

处方：苦参9g，北沙参20g，地骨皮20g，女贞子30g，炒黑豆30g，牡丹皮9g，炙鳖甲30g，砂仁6g，毛姜9g，陈皮9g，茯苓9g，法半夏9g，炒黄芩9g，炒白芍9g。10剂。

2015年1月29日二诊：失眠、乏力好转，患者自诉便秘，上方加木香9g，滑石6g，生山楂30g，焦山楂30g。14剂。

2015年2月27日三诊：患者自诉各种症状好转，偶有咳血，上方加白及9g，玄明粉3g，生石膏9g，菌灵芝20g。14剂。

2015年4月14日四诊：患者自诉口苦、口干，睡眠不好，上方加麦冬9g，远志6g，夏枯草30g。14剂。

2015年6月19日五诊：患者自诉小便黄，痰多，上方加瓜蒌9g，莱菔子9g，一口盅7个，萹蓄15g。14剂。

服药后诸症减轻，叮嘱多注意休息，定期服药。2016年3月25日复诊，身体已基本恢复正常。

按：肺癌为正气虚损、痰湿瘀毒聚集在肺腑的疾病。证属本虚标实，治则为扶正祛邪。肺病日久，可见肺脾俱损，所以食欲差。肺肾同病，肺主气，司呼吸。肺主纳气，所以气短、心肾不交、失眠。方中苦参、北沙参清热润肺；女贞子、地骨皮、炒黑豆滋补肝肾；法半夏、陈皮、茯苓降气化痰。肺气居上，随右路胆胃之气收敛下降。肺气不调，胆胃之气上逆，阻塞下降至通道，郁而日久，脏腑病变，在治则上应该疏通右路敛降之通道，用药随症加减。

【病例二】

郭某，2016年4月19日初诊。患病2年，西医诊断为霍奇金淋巴瘤，化疗18次，放疗23次。化疗后白细胞数值低，淋巴瘤一周长大4cm，自诉身体状态越来越差。现食欲差、睡眠差，舌红少苔，脉细数。

西医诊断：霍奇金淋巴瘤。

中医诊断：失荣。

证型：肝肾阴虚。

治法：滋补肝肾。

处方：苦参9g，地骨皮20g，女贞子30g，常山9g，炒黄柏20g，牡丹皮9g，炙鳖甲30g，砂仁6g，毛姜9g，郁金9g，瓜蒌9g，皂角刺9g，木香9g，滑石6g，陈皮9g，法半夏9g，茯苓9g，炒黄芩9g，炒白芍9g。14剂。

2016年5月5日二诊：自诉食欲睡眠现有改善，其他症状不明显。上方加白矾3g，菌灵芝20g，生地黄9g，藁本6g。10剂。

2016年5月17日三诊：自诉精神、体力恢复，食欲、睡眠、二便都有好转。上方加葛根9g。10剂。

2016年5月27日四诊：西医复查右腋下肿块减小，患者心情激动，舌质略红，舌苔薄，脉数，上方加浮萍9g，生山楂30g。14剂。

患者坚持服药，在诊所治疗一年多时间中，服药400余剂。复查各项指标趋于正常。

按：重症淋巴瘤属于中医"失荣"范畴。《灵枢·寒热》曰："黄帝问于岐伯曰：寒热瘰疬在于颈腋者，皆何气使生？岐伯曰：此皆鼠瘘寒热之毒气也，留于脉而不去者也。"其指出颈腋淋巴结肿大的原因为虚劳气郁；病机是正虚邪实，阴虚、脾虚痰郁内生，复外感痰热燥火之邪，痰瘀寒热互结；治法为益气养荣。

方中苦参、地骨皮滋阴清热，常山、炒黄柏治疗午后潮热，郁金、瓜蒌、皂角刺疏肝解郁，直达病灶，木香、滑石理气健脾清热，法半夏、陈皮燥湿化痰。

【病例三】

杨某，2014年11月查出肺癌，现转移到腰部，西医进行了11次化疗及其他西医治疗。就诊时右胸腔痛，咳血伴随腰痛。经过一段时间中药治疗，咳血、右侧胸痛、腰痛减轻。

处方：射桔杏虫汤合丹达汤、平甲汤，加地骨皮20g，桑白皮20g，苦参9g，生地黄9g，生山楂30g，浮萍9g，大青蒿30g，常山9g，槟榔9g。

【病例四】

毛某，2015年12月25日初诊。患肺癌，全身无力，胸口痛，没有饥饿感，但饭量不减，吃药后，身体有力气了，胸部症状减轻，整体疗效不错。

处方：射桔杏虫汤合丹达汤、平甲汤，加地骨皮20g，苦参9g。14剂。

2016年1月15日二诊：射桔杏虫汤合丹达汤、平甲汤，加地骨皮20g，苦参9g，独活6g，羌活6g，生石膏9g，木香9g。14剂。

2016年3月11日三诊：射桔杏虫汤合丹达汤、平甲汤，加地骨皮20g，苦参9g，女贞子30g，熟地黄24g，白术24g。14剂。

2016年4月8日四诊：射桔杏虫汤合丹达汤、平甲汤，加地骨皮20g，苦参9g，鸡蛋1个。14剂。

2016年5月13日五诊：射桔杏虫汤合丹达汤、平甲汤，加地骨皮20g，苦参9g，川芎9g，鸡蛋1个。14剂。

【病例五】

王某，2014年7月19日就诊。过早搏动严重，中药治疗后症状基本消失，疗效很好。

处方：平甲汤加北沙参20g，柏子仁9g，生大黄3g，葶苈子9g，女贞子30g，槐角9g，生山楂30g，炒山楂30g，木香9g，滑石6g，鳖甲30g，秦艽9g，鸡血藤30g，天麻9g，鱼脑石6g。

【病例六】

崔某，2015年10月30日就诊，自诉干咳、无痰，西医诊断为肺炎，西医治疗效果不明显，来诊所就诊。服药2个月后症状基本消失，效果良好。

处方：射桔杏虫汤合丹达汤、平甲汤，加白术24g，泽泻9g，苦参9g，北沙参20g，木蝴蝶6g，海蛤粉9g，前胡9g，瓜蒌9g，莱菔子9g。14剂。

2015年12月4日二诊：10月30日方药加夜交藤30g，远志6g，百部9g，焦栀子9g，淡豆豉30g。10剂。

2015年12月25日三诊：10月30日方药加川芎3g，枳壳

9g，海浮石30g，玄参9g。

【病例七】

张某，患荨麻疹2年，西医治疗效果反复，2015年2月25日来诊所治疗，服药14剂。跟踪2年未复发。

处方：丹达汤合平甲汤，加龙骨9g，牡蛎9g，百合30g，炒酸枣仁9g，女贞子30g，苦参9g，浮萍9g，生地黄9g，生山楂30g，炒麦芽30g，小米醋1勺。

【病例八】

何某，脸上出现红斑，西医治疗无效，2016年2月5日来诊所就诊，服药2月后面部红斑消失。

处方：丹达汤，平甲汤，金元散，草蔻9g，莱菔子9g，龙骨9g，牡蛎9g，百合30g，炒酸枣仁9g，苦参9g，生地黄9g，浮萍9g，僵蚕9g。14剂。

2016年2月19日二诊：上述方药加忍冬藤30g，秦艽9g。

2016年3月4日三诊：2月5日加焦栀子9g，淡豆豉30g，大青叶6g，牛蒡子9g。14剂。

【病例九】

张某，患口腔溃疡，舌头上下大面积溃烂，喝水困难，在多家医院求治无效。2016年2月29日来诊所求诊。

处方：金元散合平甲汤、丹达汤，加僵蚕9g，枯矾3g，滑石6g，苦参9g，生地黄9g，浮萍9g。14剂。

2016年3月1日复诊：以上处方加绿豆1把，大蒜1头。14剂。

2次诊治后患者口腔溃疡痊愈。

【病例十】

汤某，2016年2月29日前来就诊。其颈部有一囊肿，腹部皮肤有小红痘，胃胀、精神差、大小便异常，舌红苔厚，脉滑涩。西医诊断为胃癌。

处方：金元散合平甲汤、丹达汤，加土茯苓30g，苦参9g，地骨皮20g，八月札30g。14剂。

2016年3月14日二诊：金元散合平甲汤、丹达汤，加土茯苓30g，苦参9g，地骨皮20g，八月札30g，黄豆炭30g，神曲9g，麦芽30g，僵蚕9g，北沙参20g。14剂。

2016年4月25日三诊：金元散合平甲汤、丹达汤，加土茯苓30g，苦参9g，地骨皮20g，八月札30g，常山9g，炒黄柏20g，黄豆炭30g，茵陈30g。14剂。

2016年5月9日四诊：金元散合平甲汤、丹达汤、真心汤，加土茯苓30g，苦参9g，地骨皮20g，八月札30g，柏子仁9g，远志6g。14剂。

2016年6月20日五诊：金元散合平甲汤、丹达汤，加土茯苓30g，苦参9g，地骨皮20g，八月札30g，木香9g，滑石6g，枳壳9g，玄参9g，煅牡蛎9g，地肤子9g，生山楂30g，炒山楂30g。14剂。

患者服药半年后，胃痛、胃胀消失，精神状态好，睡眠好，自觉身体状态好。

【病例十一】

吴某，2016年3月14日就诊。西医诊断为肝癌早期，短期消瘦，伴头痛、大腿痛，舌质暗苔薄白，脉弦细。患者服药半年后，症状减轻，精神好转。

处方：金元散合丹达汤、茵陈汤，加生山楂30g，苦参9g，地骨皮20g。

【病例十二】

谢某，58岁，失眠伴焦虑烦躁、整夜不得眠2年多，在其他中医院就诊时疗效不佳，2020年10月12日前来就诊。患者舌晦暗胖大，苔白厚，脉细滑濡。中医辨证为痰湿困脾，清阳不升，阴阳失调，从脾土着手治疗，健脾化湿，养心安神，交通阴阳。用金鼎汤加减。

处方：茯苓20g，白术15g，砂仁12g，陈皮12g，藿香9g，远志12g，夜交藤20g，柏子仁30g，酸枣仁30g，半夏9g，淡竹叶9g，焦三仙各9g，生甘草6g。14剂。

2020年10月28日复诊：自诉每天晚上睡眠4小时左右，焦虑、烦躁减轻，观其舌苔，舌苔变薄，脉细滑有力。

处方：茯苓15g，白术12g，砂仁12g，陈皮12g，远志

12g，夜交藤20g，柏子仁20g，酸枣仁20g，煅牡蛎12g，煅龙骨12g，合欢皮9g，焦三仙各9g，生甘草6g。14剂。

患者服14剂药后，睡眠每天5～6小时，精神状态好，焦虑、烦躁基本消失，叮嘱其规律生活，保持心情愉悦。

按：处方中茯苓、白术、砂仁、陈皮、藿香健脾化湿，转动中气；远志、夜交藤、柏子仁、酸枣仁养肝阴，入心神，养心安神定志，安魂魄；半夏得阴而生，把卫气从阳分引入阴分；淡竹叶清心火；焦三仙增强脾胃运化作用；生甘草清虚热。

【病例十三】

梁某，35岁，经常腹痛、腹泻，多次行西医治疗，服药后好转，停药后反复发作，故于2015年9月前来就诊。患者自诉食寒凉食物后胃部不适，伴有腹胀，观其舌苔灰白，诊其脉，左手脉弦细，右手脉虚大，重按无力。辨证为脾胃虚寒，脾气不升，以《四圣心源》黄芽汤为主方加减治疗。

处方：党参12g，甘草6g，茯苓15g，干姜9g，陈皮9g，柴胡9g，山药15g，焦三仙各9g。7剂。

患者服完7剂药后复诊，自诉脾胃舒适，感觉有一团暖气在胃中流动。

处方：党参9g，甘草6g，茯苓12g，干姜9g，陈皮9g，砂仁9g，山药15g，焦三仙各9g。7剂。

患者服药后，胃痛、胃胀、腹泻消失，叮嘱其饮食规律，少食寒凉食物。此后每过 1 ~ 2 个月，患者来诊所调理、开中药调理 1 次，胃病再未复发。

按：黄芽汤是由理中汤化裁而来，和理中汤相比，方中去白术加茯苓。茯苓健脾利水渗湿作用比白术好。《四圣心源·劳伤解》云："胃主降浊，脾主升清，湿则中气不运，升降反作，清阳下陷，浊阴上逆，人之衰老病死，莫不由此。以故医家之药，首在中气。中气在脾胃二土之交，土生于火而火死于水，火盛则土燥，水盛则土湿。泻水补火，扶阳抑阴，使中气轮转，清浊复位，却病延年之法，莫妙于此矣。"

【病例十四】

林某，7 岁。鼻痒、鼻塞、流清涕 1 年，西医诊断为慢性鼻炎，多方求医疗效不佳，2012 年前来就诊。患儿形体消瘦，食欲不佳，舌淡苔白厚，脉沉细。用桔梗元参汤加减。

处方：桔梗 9g，玄参 9g，杏仁 6g，橘皮 9g，半夏 6g，茯苓 12g，防风 6g，白术 9g，甘草 5g，生姜 3g，焦三仙各 6g。5 剂。

患者服药 5 剂后鼻痒、鼻塞、流清涕好转，效不更方，加服 5 剂后基本痊愈。

按：桔梗元参汤出自黄元御的《四圣心源·七窍解》，具有健脾利湿、清降脾胃的功效，现代临床常用于治疗鼻炎、鼻窦炎、慢性鼻炎等属肺气郁升之鼻塞、涕多者。

黄元御在《四圣心源》卷八中这样解释鼻病根源：

"鼻病者，手太阴之不清也。肺窍于鼻，司卫气而主降敛。宗气在胸，卫阳之本，贯心肺而行呼吸，出入鼻窍者也。肺降而宗气清肃而鼻通，肺逆则宗气壅阻而鼻塞。涕者，肺气之熏蒸也。肺中清气，氤氲如雾，雾气飘洒，化为雨露，而输膀胱，则痰涕不生。肺金不清，雾气瘀浊，不能化水，则凝郁于胸膈而痰生，熏蒸于鼻窍而涕化。痰涕之作，皆由于辛金之不降也。

"肺金生水而主皮毛，肺气内降，则通达于膀胱，肺气外行，则熏泽于皮毛。外感风寒而皮毛闭秘，脏腑郁遏，内不能降，外不能泄，蓄积莫容，则逆行于鼻窍。鼻窍窄狭，行之不及，故冲激而为嚏喷。肺气熏腾，淫蒸鼻窍，是以清涕流溢，涓涓而下也。"

方中桔梗、杏仁降冲逆而开闭塞，泻壅阻而平咳嗽；橘皮降浊阴而止呕哕；半夏下冲逆而除咳嗽，降浊阴而止呕吐。诸药都是降肺胃之逆的。玄参清肺金而生水；生姜降胃逆，使肺有下降之路；茯苓甘，泄湿温中，以升己土；防风在《神农本草经》中被列为上品，李时珍谓："防者御也，其功疗风最要，故名防风。"儿童脾胃虚弱，土不生金，肺开窍于鼻，肺气虚则易得鼻炎，白术健脾益气，焦三仙健脾开胃，行气消食。

【病例十五】

王某，男，48岁。胃脘胀痛，胸胁满闷，善太息，呃逆频作，不思饮食，四肢困重，嗜睡，大便通而不爽，舌质淡，苔白厚腻，脉沉弦滑。证属肝郁脾湿，治以疏肝和胃，健脾利湿。

处方：陈皮12g，柴胡9g，香附9g，茯苓20g，藿香9g，草蔻仁9g，厚朴9g，枳壳9g，白芍12g，法半夏6g。

患者服药3剂，胃脘胀痛渐减，大便如常，食欲增加，舌苔厚腻渐退。继服4剂而告愈。

按：胃脘痛常因情志不遂、劳累、饥饱、寒凉无常，导致脾胃气机不畅，病因虽多，但病机则是胃气阻滞，不通则痛。据胃脘胀痛、每遇情志不遂而发作的特点，常从肝论治。故方中用柴胡、香附疏肝理气；藿香、草蔻仁芳香化湿，健脾和胃；茯苓淡渗利湿；陈皮健脾理气，宣肺解郁，使肺气宣通，湿阻得运；白芍缓急止痛。诸药合用，共奏疏肝和胃、健脾燥湿之功。

【病例十六】

张某，男，52岁。口疮反复发作3年余，用寒凉清泻药则口疮痊愈，然大便稀溏更甚。改用温热补虚则大便稀溏好转，而口疮转剧，疼痛难忍，不能进食，发作常与疲劳有关。现症伴见头痛、口干不欲饮水、大便稀溏、四肢倦怠，舌淡苔黄厚，脉滑数，口腔黏膜充血，舌边尖有两个溃疡面，周围发红。证属脾胃湿寒，胆火上炎，而生口疮者。用《四圣心源》桂枝姜苓汤加减。

处方：芍药8g，桂枝6g，干姜3g，杏仁10g，薏苡仁15g，草蔻仁6g，茯苓15g，蒲公英15g，防风9g，山药20g，藿香10g，淡竹叶6g，茵陈10g，生甘草6g。

患者服4剂后，口腔溃疡愈合，疼痛消失，大便正常，续予原方，巩固一周停药告终。随访一年，末见复发。

按：口疮多为胃热熏灼或阴虚火旺所致。然本案反复发作，缠绵难愈，并兼有腹胀、便溏、口干不欲饮水之脾虚湿盛之象，欲补不得，欲泻不能，需全面分析，辨为脾胃湿热、胃热熏灼之口疮。由于饮食劳倦，脾胃受损，运化失常，湿浊内生，湿热熏灼脾之苗窍，故口唇糜烂，疼痛难忍。方中用茵陈、淡竹叶清利湿热；杏仁以升上焦肺气，使湿阻得运；茯苓、薏苡仁、山药健脾利湿；藿香、草蔻仁芳香化湿；蒲公英、防风、生甘草清热解毒，又不碍利湿，使热清湿利，诸症自愈，收效亦速。

【病例十七】

杨某，男，63岁。3日来头昏头闷，头重如裹，周身乏困，四肢无力，背部恶寒，微有发热，恶心呕吐，不思饮食，咳嗽，喷嚏，舌苔白腻，脉浮缓。证属外感风湿，治以祛风解表，芳香化湿。

处方：用《四圣心源》葛根汤加减。葛根 12g，麻黄 6g，桂枝 6g，芍药 9g，杏仁 10g，藿香 10g，草蔻仁 10g，茯苓 10g，葛根 9g，生姜 3 片，大枣 4 枚。

患者服药 2 剂，诸症减轻，仍有四肢困重，不饥不食，予藿香正气丸 2 盒，以善其后。

按：外感病多因于风，有风寒、风热、风湿之分，患者素体肥胖，脾湿过盛，新感风邪，则成风湿合邪之外感，治当外散其风而药用桂枝、麻黄、葛根、藿香，内祛其湿而配以草蔻仁、茯苓，更以杏仁宣肺解郁，共奏祛风解表、健脾燥湿之效。

【病例十八】

戴某，53 岁，上海浦东人。胸闷、心慌、气短 3 年余，当地医院诊断为冠心病，多处诊治不理想，2020 年行心脏支架手术后仍无缓解，2021 年 5 月经朋友介绍前来诊治。脉象沉涩，唇色淡紫，心区困痛，易醒，面色无华。

处方：桃仁红花煎合桂枝甘草龙骨牡蛎汤加减。桃仁 9g，红花 9g，桂枝 9g，龙骨 9g，牡蛎 9g，丹参 30g，柏子仁 9g，党参 15g，甘草 6g，白术 15g。

患者服药 14 天后神清气爽，心情愉悦。二诊上方加合欢皮 15g 以巩固疗效，14 天后痊愈。

【病例十九】

田某，39岁，西安市西郊土门人。患者因长期应酬，饮食不规律，酗酒熬夜，血糖常年餐前8.5mmol／L，餐后10mmol／L，因不想服用西药和胰岛素，前来就诊。中医诊断为消渴病，每日口苦、口渴、乏力，脉象洪数。

处方：黄连6g，天花粉9g，生地黄9g，金钱草20g，杜仲16g，麦冬9g，杏仁9g，薏苡仁30g，山楂30g，乌梅6g。

患者连续服药14天后血糖降至5.9mmol／L。

【病例二十】

张某，女，30岁。患者患口疮已有数月，舌下大面积溃烂，故平日饮食不得下咽。经由医院诊查，诊断为复发性口腔溃疡，但治疗无果，身体日受煎熬。初诊时，患者精神欠佳，环口色深，舌下疮处溃烂，便燥，舌尖红，脉细数。口疮之症已达数月，环口色深，便燥舌尖红，为脾肺之证，故以芩连芍药汤加减施治。

处方：川郁金15g，延胡索10g，香附10g，牡丹皮10g，鳖甲30g，白豆蔻10g，骨碎补10g，僵蚕10g，枯矾2.5g，滑石5g，苦参10g，生地黄10g，浮萍10g，陈皮10g，法半夏10g，茯苓10g，炒白芍10g，炒黄芩10g，甘草5g。

二诊：患者服用14剂后，口疮基本已愈，能够正常饮食，精神饱满，故此方加减后再次服用，巩固治疗。

【病例二十一】

马某，女，69岁。患者患血淋，先天性单肾并且出血量较多，经医院治疗，能够暂缓症状，但时常反复。初诊时，伴有泄泻症状，同时血淋症状依旧存在，面色黄，形体消瘦，语声低微，言语无力，脉浮细。

处方：车前草15g，墨旱莲15g，炒白术15g，山药20g，生地黄炭15g，草豆蔻10g，煅龙骨10g，海螵蛸10g，白芷2.5g，三七2.5g，仙鹤草15g，茯苓10g，乌梅5g，甘草5g。

二诊：患者服用3剂后，症状有所减轻，遂将茯苓更换为土茯苓20g，初诊方增加蒲公英10g，白茅根15g，并增大部分药量。

三诊：患者服用上方7剂后，症状缓解明显，情况有所改善，咽喉有不适感，遂增加焦栀子10g，射干10g，玄参10g，淡竹叶5g。

四诊：患者服用上方7剂后，精神状态较为饱满，面色正常，血淋症状得到控制，没有再次出现此类症状，故此方调整后再次服用，巩固治疗。

按：血淋伴有泄泻症状，为肝脾之证，故用二草丹加宁波汤加减施治。患者服药后症状缓解，调整处方配伍并增加药量，病情得以改善。

【病例二十二】

安某，女，31岁。患者患乳癖，平日如遇令人烦躁之事，乳房周围会伴有隐痛感。初诊时，患者精神状态良好，平日饮食无异常，舌苔淡白，脉弦细。

处方：生山楂30g，木香10g，滑石5g，川郁金15g，延胡索10g，香附5g，杏仁5g，白豆蔻5g，薏苡仁30g，牡丹皮10g，鳖甲15g，骨碎补10g，炒黄柏20g，夏枯草30g，蒲公英15g，生牡蛎20g，川牛膝10g，玄参10g，陈皮10g，法半夏10g，茯苓10g，甘草5g，炒黄芩10g，炒白芍10g。

二诊：患者服用14剂后去医院复查，检查结果示乳腺结节有所减小，故调整此方再次服之，巩固治疗。

按：乳癖为肝郁气滞，故用《四圣心源》下气汤加达郁汤加减施治，病症改善较为显著。

黄元御认为气有肝肺之分，肝气宜升，肺气宜降，肝气不升则滞结于脐腹，肺气不降则痞塞于心胸，则气病矣。

然肝不自升，必赖脾以升之，肺不自降，必赖胃以降之。如中土湿盛，脾不升则肝陷，气积于脐腹左胁，宜补肝脾以升之。胃不降则肺逆，气积于胸膈右胁，宜泻肺胃以降之。此化积调气之法也。如积在脐腹左胁者，气积以达郁汤主之。如滞在胸膈右胁者，气滞以下气汤主之。

【病例二十三】

张某，女，35岁。患者患风疹，病史已有两年之久，反复发作，医院诊断为过敏性荨麻疹，使用口服药氯雷他定并配合外用药，治疗效果不佳，采用静脉注射抗过敏药物依旧反复发作。初诊时，患者瘙痒不止，双臂及颈部有明显的大小不一的红色风团，患者描述身体其他部位也有，夜间因皮肤瘙痒难以入眠，故精神不佳，脉浮数。

处方：煅龙骨10g，煅牡蛎10g，百合20g，炒酸枣仁10g，女贞子30g，苦参10g，浮萍10g，生地黄10g，生山楂30g，炒麦芽30g，牡丹皮10g，鳖甲30g，白豆蔻10g，骨碎补10g，陈皮10g，法半夏10g，茯苓10g，甘草10g，炒白芍10g，炒黄芩10g。

二诊：患者服用上方14剂后，已无瘙痒症状，皮肤风团也有消散，未复发，故复服此方巩固治疗。

按：风疹，是以风寒病邪侵入体内，郁结于肺，致肺气宣发不利，故用《四圣心源》紫苏丹皮地黄汤加减施治。

黄元御认为：

"癞风（风疹）者，风伤卫气而营郁未尽泄也。卫性收敛，营性发扬，风伤卫气，开其皮毛，风愈泄则卫愈闭，其性然也。卫闭则营血不得外发，于是郁蒸而生里热。六日经尽，营热郁发，卫不能闭，则肿透皮毛，而见红斑。斑发热除，则病愈矣。若卫闭不开，斑点莫出，营热内遏，脏腑蒸焚，则成死证。

"风以木气而善疏泄，其卫气之闭者，风泄之也，其卫气之闭而终开者，亦风泄之也。初时感冒，经热未盛，则气闭而风不能泄。经尽之后，营热蒸发，则风泄而气不能闭，是以疹见。风有强弱之不同，气有盛衰之非一，风强而气不能闭，则斑点尽出，气盛而风不能泄，则斑点全无。

"若风气相持，势力均平，风强而外泄，气盛而内闭。风强则内气不能尽闭，气盛则外风不能尽泄，泄之不透，隐见于皮肤之内，是谓瘾疹。气之不透，泄郁而为痒。痒者谓之泄风，又曰脉风。泄风者，风之未得尽泄，而遗热于经脉之中也。泄风不愈，营热内郁，久而经络蒸淫，肌肉腐溃，发为痂癞，是名癞风。

"肺司卫气而主皮毛，卫气清和，熏肤，充身，泽毛，若雾露之溉焉，则皮毛荣华。卫气郁闭，发肤失其熏泽，故肤肿而毛落。肺窍于鼻，宗气之所出入。宗气者，卫气之本，大气之抟而不行，积于胸中，以贯心肺而行呼吸者也。卫气闭塞，则宗气蒸瘀，失其清肃，故鼻柱坏也。

"大凡温疫中风，发表透彻，红斑散布，毫发无郁，必无此病。

"法宜泻卫郁而清营热，决腐败而生新血。经络清畅，痂癞自平矣。"

【病例二十四】

王某，男，35岁。患者因酗酒导致突然消瘦，由原先体重115kg左右降至现75kg，因消瘦导致食欲不振，吃东西不吸收，至身体整体营养不良。初诊时，患者形体消瘦，有腹胀、腹泻的症状，并描述有血压低的情况，面色萎黄，倦怠乏力，舌苔白，脉细弱。

处方：女贞子30g，菌灵芝20g，白芷10g，煅龙骨10g，海螵蛸10g，自然铜10g，桂枝10g，牡丹皮10g，鳖甲30g，白豆蔻10g，骨碎补10g，茵陈30g，草豆蔻10g，炒麦芽30g，陈皮10g，法半夏10g，茯苓10g，甘草5g，炒白芍10g，炒黄芩10g。

二诊：患者服用上方14剂后，患者体重增加，也有食欲，精神状态好转，腹胀、腹泻症状得到缓解，故增加炒白术25g，泽泻10g。

三诊：患者服用上方14剂后，无腹胀、腹泻症状，生活基本正常，故再次调整方剂配伍，巩固治疗。

按：患者消瘦是因肝脾不调，致肝脾不得升清，胆胃不得降浊，故用《四圣心源》下气汤加达郁汤加减施治，病症得到转变。

三、常用经验方

1.射桔杏虫汤
组成：射干9g，桔梗12g，杏仁9g，僵蚕9g。

2.丹达汤

该方剂为吴老师自拟处方，由《四圣心源》达郁汤演化而来。组成：牡丹皮9g，炙鳖甲30g，砂仁9g，骨碎补9g，茯苓9g，甘草6g。治疗郁之偏湿或热或寒。

牡丹皮：味苦、辛，性微寒，归心、肝、肾经。清热凉血，活血化瘀，退虚热。

鳖甲：味咸，性微寒，归肝、肾经。滋阴潜阳，退热除蒸，软坚散结。

砂仁：味辛，性温，归脾、胃、肾经。化湿开胃，温中止泻，理气安胎。

骨碎补：味苦，性温，归肝、肾经。续伤止痛，补肾强骨。

茯苓：味甘、淡，性平，归心、肺、脾、肾经。利水渗湿，健脾，宁心安神。

甘草：味甘，性平，归心、肺、脾、胃经。补脾益气，清热解毒，祛痰止咳，缓急止痛，调和诸药。

【附】达郁汤

组成：桂枝三钱，鳖甲二钱（醋炙焦，研），甘草二钱，茯苓三钱，干姜三钱，砂仁一钱。

主治：积在脐腹、左胁者。

煎服法：水煎大半杯，温服。

出处：(《四圣心源·劳伤解》)。

3.平甲汤

组成：海藻30g，生牡蛎30g，龙胆草3g，象贝母9g，珍珠母30g，夏枯草30g，生甘草3g，黄芩3g，黛蛤散15g，赤芍9g，车前子12g。

功能：理气，清肝，散结，化瘀。

主治：甲状腺功能亢进症。

煎服法：水煎，每日1剂，分2次服。

方解：甲状腺功能亢进症属于中医学"瘿气"范畴。其主要临床表现为颈前瘿肿、心悸失眠、眼球突出、消谷善饥、性情急躁，或消瘦、面红多汗、两手震颤等，舌红脉弦。主要病因为剧烈的精神刺激或长久情志抑郁。《诸病源候论》说："瘿者，忧患气结所生。"肝郁气滞，津液不能输运，痰气交阻颈前，日久乃成瘿肿。郁久化火，木火亢盛，耗液伤阴，上症均见矣。平甲汤方中海藻、牡蛎、象贝母、黛蛤散、赤芍能消痰软坚散结；夏枯草、龙胆草、珍珠母、黄芩能散郁结，清肝火；车前子使邪下出；甘草和药调中。

加减：若有结节者可加桃红、忍冬藤；失眠者加远志、酸枣仁、茯神；胸闷胁痛者加川楝子、郁金；腰痛耳鸣、阴虚者加麦冬、龟甲、生地黄、女贞子；便闭者加大黄；手抖者加钩藤、全蝎；痰多者加陈皮、半夏；大便溏薄乏力者，去加白术、龙胆草、扁豆、茯苓。

4. 真心汤

组成：丹参、山楂。

5. 金元散

组成：延胡索、菖蒲。

6. 治疗慢性肝炎及小儿消化不良方

组成：炒黑豆面90g，神曲90g，生鸡内金90g，地骨皮90g，玉屑90g，生山药90g，皂矾90g。

煎服法：枣泥土蜜调之，滑石为衣，做丸，18粒／次。

7. 十四味

十四味为吴生安老师在临床上自组的常用经验方。组成：当归9g，防风9g，黑豆30g，羌活6g，桃仁9g，红花9g，蝉蜕6g，琥珀2g，蛇床子9g，地肤子9g，赤芍9g，甘草6g，淡竹叶3g，灯心草2g。

8. 肾盂肾炎常用处方

组成：一口盅9g，生大黄3g，女贞子30g，车前草60g，墨旱莲6g，龟甲、鳖甲各30g，木香9g，生山楂30g，三石1g，松萝2g，白蔻仁12g，草蔻9g，生姜3g。

9. 治疗阻塞性黄疸方

组成：茵陈60g，砂仁9g，白术9g，法半夏9g，紫苏叶3g，杜仲16g，炒黄芩9g，天麻9g，川贝母9g，忍冬藤15g，柴胡3g。

10.五石汤（治疗癫痫、精神分裂症）

组成：海浮石90g，磁石120g，寒水石90g，枯矾90g，朱砂90g，白僵蚕90g，蝉蜕90g，全蝎90g，法半夏90g，陈皮90g，贯众90g，木香90g，南星片90g。

煎服法：碾末，2～5g，2次／日，冲服。